AF306236

UN
CHAPITRE OUBLIÉ

DE

LA PATHOLOGIE MENTALE.

PAR

LE DOCTEUR MOREAU,

MÉDECIN DE L'HOSPICE DE BICÊTRE.

PARIS,

CHEZ VICTOR MASSON,

LIBRAIRE

Des Sociétés savantes près le Ministère de l'Instruction publique,

1, place de l'École-de-Médecine.

1850

UN
CHAPITRE OUBLIÉ

DE
LA PATHOLOGIE MENTALE.

PAR

LE DOCTEUR MOREAU,

MÉDECIN DE L'HOSPICE DE BICÊTRE.

Publié par le Journal L'UNION MÉDICALE.

PARIS,

CHEZ VICTOR MASSON,

LIBRAIRE

Des Sociétés savantes près le Ministère de l'Instruction publique,

1, place de l'École-de-Médecine.

1850

UN CHAPITRE OUBLIÉ

DE

LA PATHOLOGIE MENTALE.

I.

*Folie et raison : deux termes extrêmes du dynanisme mental, qui, dans cer-
tains cas, se rapprochent et se confondent pour donner naissance à un
état intellectuel à part, qui participe de la raison et de la folie tout à la
fois.*

L'état pathologique des facultés intellectuelles, depuis Pinel et Esquirol, a été l'objet d'études approfondies. La folie (nous prenons ce mot
dans son acception rigoureuse) est suffisamment connue, aujourd'hui.
Non pas assurément, qu'il n'y ait encore conteste entre les psychiâtres,
sur telle particularité des troubles de l'esprit; non que les limites, la
nature, l'origine de certains délires soient appréciés par tous de la
même manière, mais enfin, on s'entend généralement et les opinions
diffèrent peu, lorsque cette question est posée : Y a-t-il ou non, aliénation mentale, folie?

Ce n'est point de cet état des facultés mentales, de la folie ainsi comprise qu'il doit être ici question :

§

L'intelligence éprouve, parfois, des modifications dont la nature est telle, que l'on est forcé de porter sur les individus chez lesquels on les observe, un jugement contradictoire, de rendre hommage à leur capacité, disons plus, à leur génie, sans cependant pouvoir se défendre de la conviction que l'on a affaire, à certains égards du moins, à des esprits non pas seulement bizarres, excentriques, mais positivement dérangés.

Nous pourrions justement appliquer à ces individus ces paroles d'un auteur anglais : « *They are certainly crack ed ; but the crack let in light.* »

§

On se persuade, généralement, qu'entre la folie et la raison il existe une ligne de démarcation bien tranchée, que, de ces deux termes l'un exclut nécessairement l'autre.

Cela est vrai si l'on entend parler de la folie proprement dite, de la folie déclarée. Car alors, qu'il y ait ou non appréciation par le sens intime des perversions de l'esprit, les actes intellectuels, soit d'une manière générale, soit dans certaines limites, par l'absence de spontanéité et de libre arbitre, sont frappés d'un vice radical. Dans ce cas nul doute possible : on est fou, ou on ne l'est pas.

Mais la question est bien autrement difficile à résoudre, lorsqu'on se trouve en présence de ces modifications particulières de l'intelligence dont nous parlions tout à l'heure, et qui apparaissent comme un mélange de folie et de raison, une sorte d'*état mixte* qui est comme la résultante des conditions psychologiques propres à ces deux modes d'être des fonctions intellectuelles (1).

____

(1) Il n'est point question, ici, faisons-le observer tout d'abord, de ce que l'on est

§

Je viens de parler d'état mixte : faire connaître cet état, en l'étudiant dans son origine, dans ses caractères les plus tranchés ; en un mot, dans tout ce qui peut jeter quelque jour sur un sujet délicat, enveloppé, jusqu'ici, d'épaissses ténèbres ; tel est le but de ce travail.

Pour atteindre ce but plus sûrement, je dois, au préalable, faire quelques réflexions concernant certains états pathologiques que d'apparentes analogies pourraient faire confondre avec celui que nous avons exclusivement en vue.

Les cas dans lesquels les aliénistes s'accordent généralement à reconnaître une sorte de mélange de folie et de raison sont les suivans :

1° L'individu, tout en délirant dans ses actes comme dans ses pensées, dans ses sensations, a la conscience de son délire, il apprécie le désordre de son esprit et lutte en vain contre de funestes entraînemens. Ce genre de folie est fréquent, comme chacun sait ; j'ai eu occasion d'en traiter fort longuement dans un travail publié il y a trois ans; il a son type dans la folie artificielle provoquée par l'extrait de chanvre indien.

---

convenu d'appeler *excentricité*. C'est là une disposition d'esprit trop connue, assurément, pour n'avoir pas été remarquée dans tous les temps, sous quelque dénomination qu'on l'ait désignée. L'auteur anglais que nous citions tout à l'heure, Couolly, dans son livre : *An inquiry concerning the indications of insanity*, a consacré un chapitre intéressant à l'excentricité, qu'il dit être « un dérangement d'esprit n'*allant pas jusqu'à la folie*, WICH DO NOT AMOUNT TO INSANITY. »

Pour nous aussi, comme pour le savant aliéniste anglais, l'excentricité n'est qu'une demi-aliénation mentale, une folie véritable, pour ainsi dire à l'état embryonnaire. Ajoutons que dans l'excentricité, la lésion mentale porte spécialement sur les facultés affectives et se traduit par des habitudes, des goûts, des penchans qui diffèrent plus ou moins des goûts, des penchans, des habitudes des autres hommes.

Nous avons en vue un état mental d'un ordre tout différent, auquel nulle dénomination n'a été appliquée, parce qu'il ne paraît pas qu'on en ait jusqu'ici, même soupçonné l'existence. On verra par la suite, que si cet état s'accompagne, quelquefois, d'excentricité, si même il provient de la même source, il en diffère essentiellement quant à sa nature, quant à ses symptômes, quant à l'ordre des facultés qui se trouvent lésées.

2° L'individu, en dehors de certaines idées, d'une idée-mère, pour ainsi dire, à laquelle, en vertu des lois même de l'organisme intellectuel, une ou plusieurs séries d'autres idées viennent se rattacher, en dehors, dis-je, de ces idées, l'individu est absolument et parfaitement raisonnable : c'est le *monomaniaque* proprement dit.

§

Ces deux états pathologiques diffèrent essentiellement de celui que nous avons en vue, en ce que, on ne peut dire qu'il y ait, à proprement parler, fusion de l'état sain et de l'état anormal; il n'existe, en réalité, qu'une sorte de coexistence, de juxtà-position du délire et de la raison ; ici, ce qui est de la folie et ce qui est de la raison, est absolument distinct, bien que réuni dans le même individu.

C'est ainsi par exemple, que, dans le premier cas, on observe une sorte de dédoublement de la personnalité humaine. En même temps que l'individu déraisonne, qu'une foule de pensées plus ou moins incohérentes se présentent à son esprit, qu'il les exprime par la parole, qu'il est entraîné à des actes extravagans, ou bien qu'il se sent dominé par des convictions erronées, par de vaines terreurs, etc.; il a conscience des désordres de son esprit; il s'efforce de relier ses idées, de les mettre en ordre, de contenir leur mobilité désordonnée. Évidemment, il y a ici deux êtres distincts dans le même individu, l'*homo duplex* se retrouve tout entier, l'unité du *moi* est détruite (1), ce qui exclut toute idée de fusion.

Quant au second cas, la distinction des deux individualités est encore bien plus nettement accusée. En effet, il est incontestable qu'en dehors du cercle de ses idées délirantes, le monomaniaque conserve toute sa lucidité, tout son bon sens; impossible d'assigner, sous ce rapport, la moindre différence entre lui et les individus réputés sains d'esprit. Le

---

(1) *Paraît* être détruite, devrions-nous dire, pour parler plus philosophiquement, car elle ne saurait l'être et ne l'est pas en réalité; bien que, trompé par les apparences, dans l'impossibilité de se rendre compte du phénomène d'après les idées reçues en psychologie morbide, on ait admis le contraire.

monomaniaque présente donc, en réalité, un ensemble de folie et de raison ; ses facultés s'exercent dans deux sphères séparées : dans l'une, il est fou ; dans l'autre, il est raisonnable.

§

Essayons, maintenant, de donner une idée générale de l'état mental particulier qui fait l'objet de ce mémoire. Faisons d'abord une remarque : c'est qu'il y a là un de ces faits de psychologie qu'il est facile de constater, mais difficile de faire comprendre, et par conséquent de bien décrire.

Il reste peu de chose à dire sur la distinction des divers pouvoirs intellectuels ; mais si tous les modes d'action, de l'esprit ont été scrupuleusement analysés, personne n'a mesuré l'étendue des limites dans lesquelles l'esprit peut, en quelque sorte, se mouvoir et agir ; personne n'a compté les formes innombrables que peut revêtir l'activité mentale, les idiosyncrasies infinies de l'homme moral. Quelles modifications profondes ou superficielles, toujours variées à l'infini, l'esprit humain peut-il éprouver avant de franchir les bornes assignées à son action normale, sans entrer dans une sphère d'activité toute nouvelle, celle de la vie intérieure, de l'état de rêve ou de délire ? Qui le sait ? Qui, même, s'est jamais sérieusement occupé de le savoir ?

Toujours est-il que, sous l'influence d'une foule de circonstances, de conditions physiques ou morales, de prédispositions héréditaires, la constitution intellectuelle peut être modifiée de telle manière, qu'elle porte une empreinte également claire et profonde du délire et de la raison. Il n'est plus question ici, comme dans les cas précédens, d'un mélange, sans fusion réelle, de pensées raisonnables et de pensées déraisonnables, mais d'une manière particulière de sentir, pouvoir, imaginer, juger, etc. ; qui, sans être positivement celle d'un aliéné, n'est pas, à meilleur titre, celle d'un individu sain d'esprit. C'est le croisement des races, transporté dans l'ordre moral. Il s'agit d'une classe d'êtres à part, véritables *métis* intellectuels qui tiennent également du fou et de l'homme raisonnable, ou bien de l'un et de l'autre à des degrés divers.

Nous nous bornerons, pour le moment, à ces généralités. Nous nous étendrons davantage sur notre sujet, en temps plus opportun : lorsque nous aurons passé en revue les causes de l'état pathologique qui nous occupe et que nous ne parviendrons à bien connaître qu'en l'étudiant dans son origine, et en soumettant à l'analyse les élémens qui entrent dans la composition d'un alliage psychologique aussi étrange.

§

Depuis quelques années les psychologues ont pris à tâche de faire connaître les atteintes que pouvait recevoir le libre arbitre, la volonté humaine de certaines influences morbides. Dans un recueil de médecine (les *Annales médico-psychologiques*), j'ai approfondi cette question dans une série de notes, question identique à celle qui est présentement l'objet de notre étude, mais envisagée à un point de vue différent. J'ai prouvé (et mes preuves n'étaient que les corollaires, les déductions rigoureuses des faits nombreux que j'avais à apprécier) que ce que l'on est convenu d'appeler libre arbitre pouvait se modifier, s'amoindrir, s'annuler presque en vertu de dispositions particulières purement organiques. J'ai démontré que, dans une foule de circonstances, bien qu'il n'y eût pas positivement aliénation mentale, cependant, la constitution morale d'un individu pouvait être telle qu'on ne pût, sans manquer à la justice, appliquer la loi de responsabilité qui doit peser sur les actions de tout homme jouissant de l'intégrité de ses facultés.

Le genre de lésion intellectuelle que nous entreprenons de faire connaître, bien qu'il soit infiniment plus difficile d'en dessiner nettement les caractères, d'en établir, pour me servir des termes de l'école, le diagnostic différentiel, ce genre de lésion, dis-je, n'en est pas moins réel. Des exemples récens nous forcent à ajouter qu'il entre pour une part immense dans les événemens qui, depuis dix-huit mois, ont remué si violemment la société. D'autre part, il serait facile d'emprunter à l'histoire des preuves irréfragables que, dans tous les temps, il a eu sur les destinées des peuples une influence dont il faut absolument tenir compte.

II.

Conditions étiologiques ou pathogénie de l'état mixte.

L'état mixte a une double origine : il peut être dû

1° A des conditions d'hérédité ;

2° A des conditions spéciales propres à la constitution, à l'idiosyncrasie des individus.

Il est de la plus haute importance de bien étudier ces conditions étiologiques, de se rendre un compte exact de l'étendue de leur influence, des formes variées sous lesquelles cette influence peut se produire.

Les conditions provenant de l'hérédité se présentent en première ligne.

Mais avant de parler des modifications de la faculté pensante opérées par voie héréditaire, sous un point de vue pathologique, il nous semble indispensable d'envisager d'abord la question par son côté physiologique, d'établir le rôle que joue l'hérédité, en général, dans la formation des êtres humains. Car, les mêmes principes sont nécessairement applicables dans les deux cas ; et s'il est vrai que les êtres organisés tiennent de la loi de transmission héréditaire les principales conditions de leur existence, comme espèce d'abord, ensuite comme individus, il est impossible de ne pas admettre que le même phénomène doit continuer à se produire, sinon d'une manière absolue, au moins dans un nombre de cas indéterminé, alors que l'organisme a subi, par suite de la maladie, des modifications plus ou moins profondes.

§

La loi d'hérédité se montre d'une manière si éclatante dans l'organisme humain, qu'elle n'a jamais été contestée, au moins quant aux principes matériels de cet organisme.

Mais quelques auteurs nient que l'on puisse en faire l'application aux phénomènes intellectuels.

C'est à tort selon nous : l'expérience la moins contestable prouve que ces phénomènes n'échappent pas à la loi commune de la transmission héréditaire. D'ailleurs, pourquoi en serait-il autrement ? J'admets telle idée qu'on voudra sur la nature de ces phénomènes; toujours est-il qu'un système particulier d'organes est indispensable à leur manifestation, à l'action du principe immatériel (si l'on en admet un), comme à l'accomplissement de simples fonctions organiques; dès lors où est la raison de soustraire ce système d'organes et par conséquent les fonctions dont il est chargé à la loi physiologique qui atteint tous les autres ?

§

L'hérédité imprime son cachet sur toutes les formes du dynanisme mental, sur tous les modes de manifestation de la faculté pensante, depuis les plus élémentaires jusqu'aux plus transcendans, sur ceux qui paraissent le plus s'éloigner de la matière comme sur ceux qui ont avec elle le plus de points de contact.

La sensibilité générale, les sens extérieurs du tact, de l'odorat, de la vue, de l'ouïe subissent la loi de transmission héréditaire dans leur activité perceptive comme dans leur organisation matérielle. On voit se transmettre dans certaines familles, quelquefois, même, dans plusieurs générations, des caractères particuliers propres à l'activité des organes sensoriels.

De même que son élément *sensitif*, l'élément *sentimental* de la faculté pensante peut, en quelque sorte, se façonner sous l'action de l'hérédité; on voit se reproduire dans les membres d'une même famille un type uniforme, sauf des modifications qui ne sauraient atténuer la valeur du fait dominant. On hérite de ses parens les goûts, les penchans les passions d'une nature particulière.

Généralement ces faits passent inaperçus, à moins qu'ils ne se rapportent à certains traits heurtés du moral, à certaines dispositions d'esprit qui, lorsqu'elles se traduisent en actes, mettent un individu en relief et appellent sur lui l'attention.

Parmi les penchans qui offrent l'empreinte héréditaire la plus manifeste, nous signalerons, avec le docteur P. Lucas (1), le penchant à l'ivrognerie, sur lequel j'aurai à revenir par la suite, lorsque j'envisagerai la question qui nous occupe sous le point de vue pathologique, la passion du jeu, celle des femmes, celle-ci surtout. Les faits abondent pour établir l'hérédité des propensions au crime, soit contre les personnes, soit contre la propriété (2).

On peut dire même que dans aucun autre cas l'influence de l'hérédité ne se révèle plus hautement, ce qui s'explique par les deux motifs suivans : 1° Les passions affectives ont une tendance naturelle à franchir les limites qui séparent l'état sain de l'état morbide (ira *dementia* brevis); dégagée du libre-arbitre, leur action devient irrésistible comme celle des forces physiques; dès lors le fait psychique se matérialisant, pour ainsi dire, de plus en plus, tombe davantage sous la loi de transmission séminale ou héréditaire ; 2° Presqu'à l'égal des sensations, les passions affectives sont sous la dépendance de l'organisation, elles partagent ses vicissitudes ; comme elle, elles devront se transmettre par voie d'hérédité.

§

Je crois inutile d'insister davantage sur l'influence de l'hérédité rela-

---

(1) Voyez l'ouvrage très remarquable de ce médecin : *Traité philosophique et physiologique de l'hérédité naturelle.*

(2) Voyez P. Lucas, ouvrage cité, page 480.

tivement aux phénomènes moraux de la sensibilité générale, de l'activité sensorielle et de la forme sentimentale de la faculté pensante.

J'ai hâte d'arriver à un autre fait physiologique d'une portée bien plus considérable dans la question qui s'agite. Je veux parler du fait de transmission par voie séminale de l'intelligence proprement dite, de cette forme du dynamisme mental que les philosophes distinguent essentiellement des autres sous le nom d'*intellect*.

L'intellect est-il soumis à la loi de l'hérédité?

Ici encore l'expérience tranche la question par l'affirmative, et ne permet de faire exception en faveur d'aucun pouvoir intellectuel. Mais des idées préconçues sur la nature du principe pensant ont souvent empêché sa voix d'être écoutée. On craint, en admettant la loi d'hérédité, de faire dépendre de l'organisation une faculté qui résume plus particulièrement l'activité *psychique* et dont l'idée est ou paraît être la négation même de la matière. Quoi qu'il en soit, le fait subsiste, et il est impossible de ne pas reconnaître un véritable type héréditaire dans la manière dont certains individus comprennent, jugent, raisonnent, comparent. La loi de l'hérédité est partout présente dans le monde intellectuel. « Des limbes obscurs de l'idiotie, dit P. Lucas (1), l'hérédité remonte avec les facultés de degré en degré jusqu'aux plus lumineuses régions de la pensée, et l'expérience l'y a reconnue tout d'abord. Combien ne voyons-nous pas de familles qui renferment, ou successivement ou simultanément, plusieurs hommes supérieurs dans la politique, dans la littérature, dans les sciences, dans les arts?... Cette mystérieuse action de l'hérédité sur l'intelligence se manifeste même chez un grand nombre d'enfans dès leurs plus jeunes ans. Chez les enfans qui tiennent ainsi de la faveur de leur origine d'heureuses dispositions, les leçons profitent plus que chez les autres enfans... L'étude n'est chez eux qu'une sorte de vision ou de reminiscence.

« L'hérédité de la forme la plus générale de l'intelligence s'étend à

---

(1) Ouvrage cité, page 578.

toutes les formes spéciales de facultés qui peuvent émaner d'elle, et se montre aussi clairement dans les aptitudes particulières que l'hérédité de la force élémentaire des sens, dans les moindres détails, dans les moindres accidens de leurs perceptions. »

L'antiquité et les temps modernes nous offrent des exemples nombreux de l'hérédité de certaines facultés, de talents particuliers, de dispositions singulières à l'art oratoire, à l'éloquence, à la poésie, à la peinture, à la sculpture, à l'art musical (1).

L'influence de l'hérédité se fait sentir, bien plus encore, dans l'état morbide que dans l'état sain. Il n'est pas hors de propos, du reste, de faire remarquer que ce fait n'est pas particulier aux maladies de l'esprit, mais est applicable à tous les dérangemens de l'organisme, en général.

De même que nous avons vu l'hérédité modifier, d'après un type spécial, dont les auteurs (père, mère, etc.) sont la source, les facultés mentales des descendans, de mille manières différentes, affectant tantôt une partie, tantôt l'ensemble des pouvoirs intellectuels, atteignant une ou plusieurs générations.

De même, et plus souvent encore, chez les descendans d'aliénés, on observe que les facultés mentales, isolément ou dans leur ensemble, sont entachées des caractères propres à l'intelligence de leurs auteurs, que la déraison des uns (qu'on me passe cette expression un peu triviale), a déteint sur la raison des autres.

Ainsi, tantôt l'hérédité sera complète, c'est-à-dire que les descendans offriront les mêmes désordres intellectuels que leurs auteurs; et, dans ce cas, chez les uns comme chez les autres, il y aura délire, *folie*, dans l'acception ordinaire du mot; le délire sera reproduit dans ses caractères les plus saillans, dans ses nuances même les plus fugitives, avec ses conditions étiologiques; on le verra faire explosion à la même époque de la vie, suivre la même marche, etc.

Tantôt l'hérédité sera incomplète, c'est-à-dire que les anomalies de

---

(1) P. Lucas, ouvrage cité, page 584.

l'esprit seront moins nettement accusées ; elles le seront assez cependant pour qu'on ne puisse méconnaître leur origine, leur filiation avec d'autres anomalies plus prononcées et plus évidentes ; et quelle que soit l'idée qu'on s'en fasse, quelque dénomination qu'on leur donne, qu'on les appelle bizarreries, excentricités, etc., on n'en changera pas la nature, ce sera toujours du délire ou l'expression symptomatologique d'une lésion de l'organe intellectuel, d'intensité différente, mais de nature semblable dans tous les cas.

En résumé, trois choses pourront survenir dans le cas de prédisposition héréditaire aux désordres de l'esprit :

1° Ou bien les facultés mentales ne présenteront aucune espèce d'altération ;

2° Ou bien elles seront manifestement altérées ;

3° Ou bien, enfin, elles se trouveront dans des conditions telles, que sans qu'on puisse y saisir de lésion bien tranchée et nettement définie, on reste néanmoins intimement convaincu qu'elles ont subi plus ou moins profondément l'influence héréditaire ; et cette conviction, dans l'impuissance où l'on est de rendre mieux sa pensée tiraillée en sens contraire, on a coutume de l'exprimer en disant : « Il est impossible d'affirmer que tel individu soit fou, mais enfin il y a bien quelque chose, *d'autant qu'il a de qui tenir !* »

§

Ce qui vient d'être dit fait pressentir de quelle manière nous comptons envisager la question d'hérédité.

Nous ne voulons point traiter cette question, ainsi que plusieurs écrivains l'ont fait avant nous, à un point de vue général ; nous n'avons point à étayer de nouvelles preuves ... d'hérédité qui n'a plus besoin d'être démontré ; nous ne le rappellerons que pour en déduire des conséquences en rapport avec l'idée dominante de ce travail.

Convient-il de rapporter à l'action de l'hérédité certains phénomènes intellectuels qui, jusqu'ici, ont échappé à toute appréciation, faute de données scientifiques propres à jeter quelque jour sur leur nature réelle? Quelle est l'étendue de cette action? Telle est la question que nous proposons avant tout de résoudre.

Mais, auparavant, pour faire mieux comprendre ma pensée, je dois dire ce que j'entends par hérédité. *Hérédité, prédispositions héréditaires,* ces deux mots, au point de vue pathologique, et dans leur acception générale, indiquant que la nature, dans la formation de telle partie de l'organisme, chez deux ou plusieurs individus, a procédé d'après un plan commun. On doit donc considérer l'organe ou le système d'organes dans lequel a été déposé le germe maladif, comme étant, dès le principe même de sa formation, dans un véritable état *anormal.*

Les désordres fonctionnels nés du vice héréditaire, se décèlent plus ou moins promptement, d'une manière plus ou moins évidente, suivant la nature des organes, le rôle que jouent ces organes dans la machine humaine. Il peut arriver que l'intensité de ces désordres ne soit point en rapport direct avec le développement de l'affection dont ils découlent; que, même, ils soient si peu prononcés, qu'ils échappent aux regards de quiconque ne sera point éclairé par une longue expérience. C'est ainsi qu'un dépôt déjà considérable de matière tuberculeuse dans les organes pulmonaires ne se trahit souvent que par une gêne peu prononcée de la respiration, une douleur vague, indéterminée de la région thoracique, etc.; qu'une teinte pâle ou jaunâtre des tégumens, des frissons passagers sont les seuls indices de l'envahissement de nos parties par un cancer, etc... Tous les jours, enfin, on ouvre des cadavres dans lesquels se rencontrent de graves altérations qu'aucun symptôme n'avait indiquées pendant la vie.

Cependant, dans les cas que nous venons de signaler, la cause la plus légère, l'incident le plus indifférent, du moins en apparence, peut amener une augmentation rapide, une explosion de désordres, de symptômes auxquels on était loin de s'attendre.

Les principes généraux que je viens d'exposer sont rigoureusement applicables aux phénomènes relatifs à l'hérédité en matière de folie. La prédisposition héréditaire, tant au point de vue fonctionnel qu'au point de vue des organes, peut être considérée à certains égards comme une véritable lésion.

Or, c'est de cette lésion que nous nous occupons exclusivement ici. Nos efforts tendent à connaître sa nature, ses manifestations variées; à l'aller découvrir, pour ainsi parler, sous l'enveloppe trompeuse, d'une part de la santé physique, de l'autre, de la raison et d'un bon sens apparent ou réel, qui la dissimule et la cache aux yeux les plus clairvoyans. Nous avons à cœur de démontrer qu'en matière psychologique, la prédisposition héréditaire est quelque chose de réel, de parfaitement saisissable dans ses effets, sinon dans sa cause matérielle, qui se traduit par des manifestations fonctionnelles d'une nature particulière et qui a sa raison d'être comme tous les phénomènes pathologiques.

III.

Sources diverses de l'influence héréditaire.

Maintenant donc, que nous pensons avoir bien fait connaître le but auquel nous tendons, le point de vue spécial d'où nous envisageons notre sujet, nous allons passer successivement en revue :

1° Le fait de l'hérédité en lui-même ;

2° Les principaux modes de manifestation de l'influence héréditaire.

1° *Hérédité simple.* — Nous diviserons ce que nous avons à dire en quatre parties, suivant que les désordres de l'esprit des descendans auront été produits.

a.... Par des désordres de même nature chez les auteurs,

b.... Par de simples anomalies de l'innervation,

c.... Par des mariages effectués contre les lois d'une saine physiologie,

d.... Suivant, enfin, qu'ils prendront leur source dans une constitution commune aux divers membres d'une même famille dont la souche ne présente aucune altération manifeste.

§

a.... Si je n'écrivais que pour des médecins versés dans l'étude des maladies mentales, il me suffirait, assurément, de rappeler le fait de l'hérédité de la folie ; il est malheureusement trop bien acquis à la science.

Ajoutons que plus les données scientifiques se multiplient, plus l'examen des malades acquiert de précision, aujourd'hui surtout, que moins empêchées par les préjugés, les familles répugnent moins à faire connaître toute la vérité ; plus se multiplient les faits d'hérédité, plus fréquentes sont les occasions de constater la reproduction par voie séminale, des types paternels ou maternels.

Telle que je la comprends, et telle je crois qu'elle doit être comprise généralement (1), l'hérédité est la source des neuf dixièmes, peut-être, des maladies mentales.

Nous verrons tout à l'heure sous combien de formes, avec quelle variété de nuances elle peut se produire ; quant au fait en lui-même, les auteurs peuvent différer d'opinion sur sa fréquence, mais il n'est révoqué en doute par personne. Sa présence se fait sentir presque constamment, et si l'on réfléchit bien à la futilité, à l'insignifiance des causes dites déterminantes de la folie, on a peine à se défendre de l'admettre pour ainsi dire *à priori*, dans une infinité de cas.

L'hérédité ne se révèle pas avec une intensité égale dans tous les cas. Il est telle famille, par exemple, où l'on compte presque autant d'aliénés que de membres (2) ; mais le nombre se réduit à deux ou trois le plus communément. L'hérédité se plie-t-elle à certaines règles déterminées, relativement aux sexes, à l'âge, au degré de parenté, etc. ? La science ne possède pas encore de données suffisantes pour répondre à cette question.

La folie est héréditaire ; en d'autres termes : un individu devient fou parce que son père, sa mère, son aïeul, etc., ont eux-mêmes été fous. Donc, la loi de l'hérédité (ne perdons pas de vue cette première donnée générale), en pathologie comme en physiologie, dans l'état maladif comme dans l'état sain, atteint, à la fois, la vie de l'homme dans son mécanisme organique et dans son dynamisme, qui est, suivant un savant

---

(1) Voyez le § suivant où il est traité de l'hérédité *indirecte*.

(2) Voyez les auteurs : presque tous ont consigné dans leurs livres des observations venant à l'appui de ce que nous avançons.

auteur que nous sommes heureux de pouvoir citer encore une fois, « la force essentielle de l'organisation, force identique à celle de l'existence elle-même, et qui résume en soi toutes les facultés qui animent les êtres, ainsi que tous les modes de leur activité... force que l'on nomme généralement le *spirituel*, le *moral*, l'*âme*. Par l'hérédité *plastique* de la vie, la génération transmet les divers caractères et les divers états de tous les éémens de cet ordre d'existence, c'est-à-dire des fluides, des tissus, des systèmes, des organes et des conformations. Par l'hérédité *dynamique* de la vie, la génération transmet les divers caractères et les divers états de toutes les facultés et de toutes les énergies inhérentes à l'être.

» Mais on ne saurait isoler l'un de l'autre le dynamisme et le mécanisme de l'être, que, par une abstraction, en se plaçant dans l'être au point de vue absolu de l'activité pure : mais cette abstraction pour le physiologiste (comme pour le pathologiste) appelé à saisir les rapports qui les lient, est de la plus radicale impossibilité; il ne peut ni scinder l'unité de la vie, ni fractionner le corps de l'organisation (1). »

§

b.... Les troubles plus ou moins profonds de l'intelligence reconnaissent, dans une foule de cas, une cause héréditaire différente de celle dont nous venons de signaler, à grands traits, les principaux caractères.

Les auteurs ne se sont préoccupés que de la première de ces causes : la nécessité de maintenir une distinction absolue entre les phénomènes d'ordre purement nerveux et ceux d'un ordre plus relevé, entre le corps et l'âme, enchaînait leur pensée; ils n'ont pas méconnu la première, mais en la reléguant dans les faits d'hérédité plastique, en général, ils ont négligé d'en tenir compte au point de vue de l'hérédité mentale.

----

(1) P. Lucas; ouvrage cité, p. 8.

A nos yeux, le genre d'hérédité dont nous voulons parler, n'a pas moins d'importance que celui qui nous a occupés précédemment, si, même, il n'en a pas davantage.

Gardons-nous de commettre la faute que nous reprochions tout à l'heure à nos devanciers : n'admettons, entre les divers modes de manifestation du dynamisme nerveux, de distinction que dans de certaines limites ; n'en admettons aucune à leur origine, au point où, pour ainsi dire, ils émergent des organes. Phénomènes purement nerveux, phénomènes de contractilité, de motilité, phénomènes de sensibilité non perçue par le sens intime, de sensibilité avec conscience (genre de sensibilité qu'on pourrait appeler le *punctum saliens* de la vie morale), tous ont une origine commune dans le système nerveux « *in radice conveniunt* » phénomènes congénères de cette force vitale inhérente à l'organisation, inconnue dans son essence comme dans ses effets qu'on a appelés *névrosité*.

Il suit de là que toute lésion qui frappe la source matérielle de cette force, c'est-à-dire le système nerveux dans son ensemble ou dans quelqu'une de ses parties, il est naturel de s'attendre à en voir les effets presque indifféremment sur l'un ou l'autre des modes d'activité nerveuse que j'énumérais tout à l'heure. Par suite des distinctions anatomiques des organes, ces effets pourront être et sont le plus souvent partiels, limités à tels ou tels phénomènes de la névrosité, mais, en même temps, par une conséquence dérivant de la nature intime de ces mêmes organes ou appareils d'organes, ils pourront se succéder les uns aux autres, se remplacer réciproquement, soit chez un même individu, soit, en vertu de la loi d'hérédité, chez deux ou plusieurs individus de la même famille.

Il suit, encore, des principes physiologiques établis précédemment, que des causes identiques produisent le trouble des divers modes d'activité nerveuse, depuis les plus élémentaires jusqu'aux plus compliqués, et que les mêmes moyens sont appropriés à la curation de désordres nerveux entre lesquels la plupart des auteurs, cependant, ne veulent admettre aucune espèce de rapprochement.

Les faits abondent pour établir les rapports héréditaires des anomalies de l'intelligence avec les affections purement nerveuses.

Et ici, comme dans la folie simple, l'hérédité peut avoir une double origine, paternelle et maternelle. La raison est la même dans les deux cas : « Le germe de la femme et le sperme de l'homme offrent immédiatement les matériaux et les forces qui doivent concourir à la constitution nerveuse de l'embryon. Or, ce germe et ce sperme sont des produits relatifs à la constitution, à l'état et aux fonctions générales et particulières de la mère et du père ; il doit donc y avoir des constitutions *nerveuses*, congénères, héréditaires, paternelles et maternelles. » (1)

Un grand nombre d'aliénés ont eu des parens atteints d'affections nerveuses.

Si j'en crois quelques relevés statistiques, voici quel serait l'ordre de fréquence dans lequel se montrent ces affections chez les parens des aliénés :

1° Celles qui intéressent plus immédiatement les centres nerveux encéphalique et rachidien, tels que les congestions, les hémorrhagies, les ramollissemens, les accidens désignés communément sous le nom de fièvre cérébrale, les convulsions sans caractère déterminé, l'épilepsie, l'hystérie ;

2° Les névroses caractérisées par une lésion (exaltation ou diminution) de la sensibilité spéciale ou générale ;

3° Celles qui ont leur siége dans les cordons nerveux : les névralgies de toutes sortes, faciale, lombaire, sciatique, etc. ;

4° Les névroses des différens organes : l'asthme essentiel, les gastralgies, etc.

Les modifications pathologiques imprimées au système nerveux par des agens étrangers à l'économie, doivent être rangées au même titre que les affections dont nous venons de parler, parmi les causes héréditaires des troubles de l'esprit.

---

(1) Lafon, cité par P. Lucas, page 243.

En première ligne, nous trouvons celles qui résultent de l'abus des boissons alcooliques. On peut même admettre que plus fréquemment qu'aucune affection des centres nerveux, l'ivrognerie donne lieu héréditairement au développement de l'aliénation mentale.

C'est là un fait à l'appui duquel les aliénés appartenant aux classes inférieures fournissent de nombreux témoignages. Je ne fais pas doute que, même la folie proprement dite, ne soit une source *héréditaire* de délire moins féconogneri aubde l'ivre. On ne saurait s'en étonner, quand on considère qu'il n'est aucune sorte de visanie que l'abus des excitans alcooliques ne puisse produire chez ceux qui s'y livrent. Ce funeste privilége de l'ivrognerie peut s'expliquer encore ainsi qu'il suit :

A nos yeux, dans le plus grand nombre des cas, l'habitude de l'ivresse a sa source dans un état spécial de la névrosité qui, s'il n'est pas le délire réel, la folie proprement dite, en est un prodrôme, une première lueur. Je ferai comprendre ce que j'entends par là, en assimilant cet état, en l'identifiant presque avec celui qui est familier aux personnes atteintes d'affections nerveuses, aux épileptiques, aux hystériques en particulier, dont l'irrésistible penchant pour les excitans de toute sorte, entre autres les boissons alcooliques, est connu de tout le monde. Esquirol a déjà dit que dans quelques circonstances, l'ivrognerie pouvait être considérée comme une véritable maladie ; qu'elle était souvent un effet et non une cause d'aliénation mentale. En étendant cette observation du maître, on s'assure qu'un grand nombre d'ivrognes sont d'ailleurs prédisposés aux affections nerveuses, soit héréditairement, soit en vertu de leur constitution particulière, soit enfin par des influences extérieures physiques ou morales. Il y a donc double chance de délire héréditaire pour les descendans d'un ivrogne : l'état nerveux préexistant à l'ivrognerie elle-même. — Je n'ai besoin d'entrer dans aucun détail de chiffres à propos des observations générales qui viennent d'être faites. Tous ceux qui ont quelque habitude des aliénés trouveront dans leur mémoire des faits nombreux pour les appuyer, et d'où ressortira la vérité de la thèse que nous soutenons, à savoir que toute lésion purement nerveuse, soit spontanée, soit par influence extérieure, étant une cause héréditaire de folie, il suit que l'on devra s'attendre à rencontrer chez les descendans d'individus atteints de ces lésions, les mêmes anomalies d'esprit que chez ceux qui ont pour parens de véritables aliénés. En d'autres termes : le fait d'hérédité pourra se traduire exactement de la même manière, se produire sous les mêmes formes, chez les uns et chez les autres.

IV.

Principaux modes de manifestation de l'influence héréditaire. — Analogie de l'état mental chez les auteurs et chez les descendans.

c... La détérioration des facultés morales semble ne reconnaître, parfois, d'autre cause qu'une union mal assortie (pour me servir d'une expression consacrée). Esquirol répète, sans le confirmer, toutefois, par sa propre expérience, la remarque faite par Burton, que les individus engendrés par des parens âgés, sont prédisposés à la mélancolie. Nous étendrons la remarque de Burton aux individus nés de parens entre lesquels il existe une grande disproportion d'âge, en ajoutant qu'ils sont bien plus souvent idiots ou imbéciles que mélancoliques.

En outre, on a observé depuis longtemps que, dans l'animalité, l'accouplement de proches parens, de la mère et du fils, par exemple, donnait en général de très mauvais produits ; que dans ce cas, les races dégénèrent rapidement, particulièrement au point de vue du moral, ou si l'on veut, des instincts. Pourquoi, dans l'espèce humaine, des conditions semblables ne donneraient-elles pas lieu aux mêmes résultats ? Quelle explication plus plausible pourrait-on donner de ce qui s'observe si fréquemment dans nos grandes familles, qui, comme on sait, s'allient toujours entre elles ?

§

d... Le fait d'hérédité ne se traduit pas, dans toutes les circonstances, d'une manière aussi claire, aussi formelle que nous venons de le dire ; il n'est pas toujours aussi facile à reconnaître. Caché à sa source, il ne se révèle, parfois, que dans ce qui naît de cette source. Cela provient, sans doute, de ce que nous ignorons quelles modifications, et, pour ainsi dire, quelles métamorphoses peuvent subir les états physiologiques et pathologiques en se transmettant des générateurs à leurs descendans ; ou bien quelles prédispositions organiques, telle constitution spéciale des parens peut dé velopper chez les enfans.

Serait-ce plutôt que le fait de transmission héréditaire pouvant s'opérer, ainsi qu'on a tout lieu de le croire, à travers plusieurs générations, la source s'en trouve alors trop éloignée pour qu'on puisse la découvrir ?

Quoi qu'il en soit, des faits nombreux établissent qu'il peut exister entre deux ou plusieurs membres d'une même famille une conformité d'organisation qu'on essaierait vainement de faire remonter aux parens, en se guidant uniquement d'après les analogies. Nous soignons, en ce moment, une jeune femme dont le frère a été, comme elle, atteint d'aliénation mentale. Deux autres membres de la famille sont d'un caractère excentrique. Il m'a été impossible de découvrir dans les ascendans la moindre affection physique ou morale qui offrît quelque rapport avec la maladie des enfans. G... a été enfermé, deux fois, à Bicêtre, pour cause de lypémanie avec tendance au suicide. Son frère aîné a été lypémaniaque et s'est empoisonné. G... a eu cinq enfans. Quatre sont morts en bas-âge par suite de convulsions ; le cinquième, l'aîné, est épileptique. La mère de G... est morte d'une affection de matrice ; le père d'une hydropisie de poitrine ; ni l'un ni l'autre n'ont été atteints d'affections nerveuses, soit au physique, soit au moral.

Il n'est pas de médecin d'aliénés qui ne possède par devers lui quelque fait de genre.

2° Nous avons passé en revue, dans les paragraphes qui précèdent, les différentes conditions d'organisation qui pouvaient devenir la source *héréditaire* d'anomalies mentales plus ou moins profondes.

En dehors de l'hérédité, les désordres ou les simples modifications des facultés intellectuelles peuvent tirer leur origine de certaines prédispositions individuelles dont l'influence s'exerce de la même manière que celle de l'hérédité , n'est pas moins considérable que cette dernière, et n'a pourtant, jusqu'ici, fixé l'attention de personne.

Nous voulons parler de certains états particuliers du système nerveux.

Mais le moment n'est pas venu de traiter ce côté de la question ; nous devons auparavant épuiser la question d'hérédité. il nous reste à examiner avec quelques détails les caractères principaux , les nuances extrêmement variées sous lesquels se manifeste l'action de l'hérédité, les formes multiples que revêt l'activité nerveuse des générateurs en se réflétant chez leurs descendans.

Je diviserai ce que j'ai à dire en plusieurs sections :

§

a... Vient en première ligne le fait d'hérédité pris dans son acception vulgaire, c'est-à-dire la transmission pure et simple de la folie des ascendans aux descendans, abstraction faite des caractères propres du délire, chez les uns et chez les autres.

Ce fait exprime dans sa manifestation la plus large et la plus complète le phénomène d'hérédité; il contient virtuellement et comme en germe tous les phénomènes du même ordre dont nous allons parler tout à l'heure ; ces derniers n'en sont que des ébauches plus ou moins parfaites, des traits ou linéamens isolés.

C'est en raison de ces qualités fondamentales que je ne crains pas de le signaler pour la seconde fois; il est comme le couronnement de l'édifice dont nous avons à détailler successivement les diverses parties.

§

b... Un fait des plus curieux, dont on ne saurait trop se pénétrer en égard à la question qui nous occupe, est celui-ci : on a vu le délire se reproduire chez les enfans avec les mêmes caractères, les mêmes nuances qu'il avait présentés chez les parens. Tous les auteurs rapportent des faits de ce genre : les enfans perdent la tête, sont frappés des mêmes anomalies intellectuelles, sous l'influence des mêmes causes, à la même période de l'existence que leur père ou leur mère.

On a essayé d'expliquer ce fait, tantôt en se plaçant exclusivement au point de vue moral, tantôt en ne tenant compte que des conditions physiques au milieu desquelles le mal a paru se développer.

Quoi qu'il en soit de ces explications, il est évident qu'ici le principal rôle appartient à la prédisposition héréditaire. Dans aucun cas cette prédisposition ne se montre sous un jour plus éclatant ; elle met en relief toute la puissance de la loi d'hérédité qui, ainsi que cela s'observe sous la forme plastique, pour la conformation extérieure, fait procéder rigoureusement d'un type primitif la constitution morale elle-même, se plaît à mouler en quelque sorte certaines idées, certaines convictions, certains penchans des fils sur les idées, les convictions, les penchans du père, de la mère, des aïeux.

Mieux qu'aucun autre, ce phénomène de la loi d'hérédité prouve à quel point on est fondé, quand on veut apprécier les qualités morales de certains individus, à tenir compte de la tournure d'esprit, du caractère de ceux dont ils tiennent l'existence.

Comme toujours, les réflexions que nous venons de faire ne sont que la déduction et comme le corollaire de faits nombreux, avérés, et pour ainsi dire de notoriété publique dans la science. Cependant, afin que l'on s'en pénètre mieux, je crois utile de citer quelques-uns de ces faits. « La manie héréditaire, dit Esquirol, se manifeste chez les parens et les enfans aux mêmes époques de la vie ; elle est provoquée par les mêmes causes ; elle affecte le même caractère. Un négociant suisse a vu ses deux fils mourir aliénés à l'âge de 19 ans. Une dame est aliénée à 25 ans, après une couche ; sa fille devient folle, à 25 ans et à la suite de couches. Dans une famille, le père, le fils et le petit-fils se sont suicidés vers la cinquantième année de leur vie. Nous avons eu à la Salpétrière une fille publique qui s'est jetée trois fois dans la rivière après des orgies ; sa sœur s'est noyée étant prise de vin. Un monsieur, frappé des premiers événemens de la révolution, resta pendant dix ans enfermé dans son appartement ; madame sa fille, vers le même âge, tombe dans le même état, et refuse de quitter son appartement. »

A ces faits, Esquirol ajoute cette réflexion judicieuse à laquelle on reconnaîtra une haute portée philosophique, si l'on s'est bien pénétré des idées que nous voulons mettre en évidence dans le travail qu'on a sous les yeux : « Cette prédisposition, qui se manifeste par des traits extérieurs, par le caractère moral et intellectuel des individus, n'est pas plus surprenante, relativement à la folie, que relativement à la goutte, à la phthisie pulmonaire, etc... »

Entr'autres idées fixes, M⁻ᵉ W..., que nous avons connue à Charenton, se persuade que tout le monde cherche à la faire périr par le poison ; sa mère a été longtemps poursuivie par des idées analogues. M⁻ᵉ D... compte huit aliénés dans sa famille : son père, deux sœurs, deux frères, deux cousins, une tante. — M. C..., après avoir résisté, durant plusieurs mois, à la pensée de se détruire ou de donner la mort à quelqu'un, a fini par se faire sauter la cervelle. Il ne pouvait passer près d'un puits, le long d'une rivière, sans éprouver les plus violentes tentations. Sa sœur aînée s'est suicidée après avoir été longtemps poursuivie des mêmes idées que son frère ; elle n'aurait osé passer sur un pont sans être accompagnée de quelqu'un. — Mˡˡᵉ B... a essayé par trois fois de se détruire ; la première fois, en se précipitant dans un puits, les deux autres fois, en se pendant ; sa mère, aliénée comme elle, a eu recours successivement aux *mêmes moyens*, pour terminer son existence. — Mˡˡᵉ H..., entr'autres lubies, s'imagine que le roi Charles X est amoureux d'elle ; elle lui voue, en retour, l'attachement le plus tendre ; sa passion la rend audacieuse ; Mademoiselle trompe les gardes du palais des Tuileries, et pénètre dans les appartemens de sa Majesté. On s'empare d'elle et on l'envoie à Charenton sous la garde d'une sœur aînée. Quelque temps après, cette même sœur est renfermée dans la même maison, atteinte d'un genre de folie entièrement semblable. — J'ai connu à Charenton deux sœurs, Mlles R..., atteintes d'une monomanie qui datait déjà de plusieurs années. Quelque bizarres, quelque variées qu'en fussent les nuances, leur délire s'accordait en tout point. Ces demoiselles se persuadaient qu'on influençait leurs pensées et leurs actions au moyen de l'électricité. Toutes les deux étaient en relations avec des génies, invisibles habitans de l'air. Elles appelaient du même nom (Monsieur Duplafon) le plus puissant de tous, qu'elles consultaient sur tout ce qu'elles devaient faire. — Une mère et sa fille, Mmes B..., se croyaient sous la protection spéciale d'*esprits* qu'elles appelaient des *airs*. — Une jeune personne mélancolique répondait invariablement, lorsqu'on lui demandait son nom, qu'elle s'appelait Mlle l'*Inconnue*. Son frère, également mélancolique, s'irritait très fort, lorsqu'on l'appelait autrement que M. l'*Inconnu*! — Mme de B... s'est créé un être fantastique, qu'elle nomme *Salomon*, et qui est pour elle le génie du mal; elle se plaint sans cesse des tourmens qu'il lui fait endurer. Son père rapportait tout ce qui lui arrivait de fâcheux à un sylphe qu'il nommait *Stratagème*. — Je tiens le fait suivant de M. Esquirol : Trois frères s'étaient suicidés, dans l'intervalle de quelques années. Restaient un quatrième frère et une sœur. Une fortune brillante, les rares qualités, la tendresse, le dévoûment d'une épouse adorée, trois enfans qui donnaient les plus flatteuses espérances, assuraient à M... un rang honorable dans le monde, lui promettaient le bonheur... que n'étouffaient-ils dans son cœur le germe empoisonné de l'affection terrible qui l'avait privé de trois frères ! Plus malheureux encore que ces derniers, M..., consumé sourdement par le mal héréditaire, jugeait, appréciait son affreuse position. Il vint un jour consulter M. Esquirol : « Je ne puis, lui dit-il, avec sang-froid, me défendre des plus noirs pressentimens; je sens intérieurement que je dois finir comme mes pauvres frères; je suis pressé par des idées qui finiront par l'emporter sur moi-même et sur les soins de mon épouse. » Peu de temps après, il se donna la mort.

La sœur n'échappa point à la maladie commune, et mourut suicide.

Telle est donc l'influence des prédispositions natives qu'il peut en résulter une similitude presque complète pour toute une série d'actes intellectuels. Et, partant des faits très nombreux qui établissent une telle conformité héréditaire d'organisation, s'écarterait-on des voies d'une induction rigoureuse en admettant que, chez un individu qui compte dans sa famille un ou plusieurs aliénés, il existe, selon toute probabilité, une structure cérébro-mentale particulière, alors même qu'aucune anomalie des fonctions ne l'aurait encore révélée? Et si l'on voit cet individu différer des autres hommes en général, sous le rapport des mœurs, des habitudes, du caractère, du jugement, de l'excentricité de ses idées, de ses tendances à pousser tout à l'extrême au point de vue affectif et intellectuel, à dédaigner la réalité pour ne s'attacher qu'à l'idéal et au fantastique, etc., ne sera-t-on pas en droit de rapporter aux irrégularités originelles, les bizarreries et les incartades de ses facultés intellectuelles?

Ce que nous avons à dire, et les faits que nous rapporterons dans le paragraphe suivant achèveront de nous convaincre qu'on se tromperait rarement en agissant ainsi.

V.

*Folie déclarée chez les auteurs : mélange de folie et de raison chez les
descendants.*

C... Dans les paragraphes qui précèdent, on a vu le délire se transmettre héréditairement, c'est-à-dire un état pathologique particulier se
continuer par voie d'hérédité des auteurs à leurs descendans.

Mais cet état pathologique n'est pas indivisible, nécessairement limité,
un et toujours identique à lui-même ; il a ses degrés d'intensité, ses
nuances.

On conçoit, dès lors, que cet état, pour n'envisager d'abord les choses
qu'au point de vue théorique, ne se transmette pas tout entier, dans son
ensemble, mais partiellement, et, si j'ose employer cette expression, en
raccourci.

On conçoit que les descendans d'un fou, sans être précisément aliénés, offrent cependant, sous le rapport moral, une ressemblance plus ou
moins complète avec celui qui les a engendrés.

Et, ne négligeons pas cette remarque, il ne se passe rien ici qui ne
s'observe communément dans l'ordre purement physique : un scrofu-
leux, par exemple, ne procrée pas toujours et nécessairement un scrofu-
leux comme lui ; mais il arrive que l'on trouve chez ses descendans telle
constitution qui présente plus ou moins d'analogie avec les scrofules, qui
est comme un état d'acheminement vers le mal héréditaire ; de même
des autres états pathologiques (1).

____

(1) Ce que nous disons, ici, heurtera, sans doute, les idées de ceux qui, au mé-

L'intelligence peut être modifiée de mille manières, avant d'être jetée hors de la voie commune, sans être *aliénée*, c'est-à-dire investie d'un mode d'activité essentiellement opposé à son activité normale, et dont l'état de rêve, ainsi que nous l'avons démontré ailleurs, est le type le plus complet.

Combien de parens d'aliénés, auxquels on ne saurait reprocher de véritables extravagances, se sont, toute leur vie, distingués du commun des hommes par la bizarrerie de leur caractère, par une excessive légèreté, une mobilité, une versatilité singulière dans les idées; ils étaient emportés, violens ou timides, faibles et pusillanimes à l'excès, d'une gaîté folle ou d'une morosité noire. Ils se distinguaient par l'activité, l'étendue de leur intelligence, son développement précoce; ou bien les bornes de leur esprit les plaçaient au rang le plus inférieur. Ils étaient portés d'inclination vers ce que les arts, les sciences ont de plus relevé; ou bien des penchans vils et crapuleux les entraînaient dans le libertinage le plus dégoûtant.

---

pris des plus clairs enseignemens de l'observation, veulent établir une distinction absolue entre le moral et le physique, s'appuyant sur *l'unité*, *l'indivisibilité* de l'être collectif qu'ils appellent l'esprit, l'âme.

Nous maintenons, cependant : 1° que nos assertions ne sont que la traduction rigoureuse de faits dont les médecins qui se livrent à l'étude de l'alimentation mentale, sont tous les jours témoins.

En second lieu, comme on peut toujours se défier des faits que l'on n'a pas observés soi-même; qu'on est, même, naturellement enclin à les interpréter différemment, nous ajoutons que l'influence modificatrice des facultés mentales par la loi d'hérédité est un phénomène de même nature et ne doit pas plus nous surprendre que celle qui est due 1° à l'âge, c'est-à-dire au développement de la substance plastique, à l'évolution des organes; 2° aux maladies, ou simplement à certaines dispositions inconnues, à certains changemens qui surgissent en nous sous la pression d'une foule de conditions extérieures ou intérieures, de chaleur ou de froid, d'électricité atmosphérique, d'alimentation, etc., et dont nous ressentons les effets sans que nous en soupçonnions même l'existence. L'homme n'est pas à soixante ans ce qu'il était à dix, à vingt, à trente ans; il n'est personne qui n'ait senti combien il différait de lui-même après avoir pris quelque boisson excitante, ou simplement suivant certaines variations atmosphériques. Nous ne voyons entre ces phénomènes et ceux qui sont le produit de l'influence héréditaire aucune différence essentielle. L'hérédité, l'âge, les maladies, les agens extérieurs remplissent un rôle absolument semblable.

Par une observation répétée, je me suis convaincu que ce qu'il y avait d'étrange dans le caractère de ces individus, offrait le plus souvent de frappantes similitudes avec le genre de folie observé chez ceux que l'on venait confier aux soins du médecin. Ainsi, c'est par une grande facilité intellectuelle, beaucoup d'aptitude pour les arts qui doivent aux rêves, à l'élan de l'imagination leurs charmes et leur lustre, la promptitude avec laquelle ils conçoivent, enchaînent par le raisonnement plusieurs séries d'idées, portent des jugemens vrais ou faux, et surtout par l'inconstance de leurs désirs, une volonté brusque, impérieuse, énergique, mais sans ténacité, des goûts changeans et frivoles, la spontanéité de leurs résolutions, le peu de résistance qu'ils savent opposer à leurs passions, que le fils, le neveu, d'un père, d'un oncle atteints de *manie* (c'est-à-dire d'un genre de folie qui n'est que l'exagération des qualités morales que je viens d'énumérer), attireront l'attention de ceux qui les entourent.

D'un autre côté, des habitudes mélancoliques, un penchant décidé pour la retraite et la méditation, le goût des sciences exactes, de la fermeté dans la volonté, de la persévérance dans les résolutions, l'empire que certains penchans exercent sur leur esprit, à l'exclusion des autres, caractérisent le moral de ceux qui comptent dans leur famille des individus dont la *fixité* des idées, un penchant *irrésistible* à concentrer toute leur attention sur un sujet à l'*exclusion de tout autre*, etc., etc., forment les principaux traits du délire.

Chez les uns et les autres, ce qu'il y a de plus saillant dans le caractère a une remarquable analogie avec les symptômes qui ont signalé l'invasion de la maladie dont leurs parens sont atteints. Ainsi, est mise en évidence l'action d'une cause détériorante, identique pour tous, quoique d'une énergie variée et amenant des résultats divers.

Les faits dont il s'agit ont, depuis bien longtemps fixé mon attention. Voici ce que je trouve dans des notes recueillies, il y a plus de vingt ans, lorsque j'étais interne à Charenton :

Que de fois il nous arrive d'être frappé des manières bizarres de ceux qui conduisent un des membres de leur famille dans l'établissement; de leur loquacité impitoyable, de leurs réponses embrouillées, diffuses, ou bien de la lenteur, du laconisme avec lequel ils s'expriment. Leurs gestes, leurs regards, l'ensemble de leur physionomie ont quelque chose d'insolite, que l'œil le moins exercé peut saisir de prime-abord. Ce qui doit, en particulier, fixer notre attention, c'est l'opinion qu'ils se forment de l'état mental du sujet qu'ils présentent. Il y a plus que de l'erreur dans leur manière de voir, mais bien une véritable adhésion aux idées délirantes du malade, adhésion qu'ils ne s'avouent pas à eux-mêmes, dont ils n'ont pas conscience, puisqu'ils condamnent ces mêmes idées, mais qui ressort évidemment de l'opiniâtreté avec laquelle ils nous contredisent, lorsque nous leur disons avec franchise et sans détour ce que nous en pensons. A les entendre raisonner, on ne saurait douter qu'ils en parlent d'après une conviction vraie, intime. Cette observation peut se faire à l'égard de gens simples, sans éducation, que leur position sociale met à l'abri de certains préjugés et d'erreurs susceptibles de fausser le jugement, comme d'individus appartenant à des classes supérieures. Au reste, il n'est rien en cela qui doive nous surprendre, car il semble naturel qu'avec des dispositions à la manie ou au délire partiel, on soit moins en état de juger sainement les phénomènes qui se rattachent à ces deux genres de vésanie. Il est bien difficile de reconnaître dans autrui des erreurs dont on porte en soi le germe, des anomalies de l'entendement auxquelles nous sommes nous-mêmes assujétis, sous quelques rapports. Il est remarquable que rarement un fou se décide à voir dans ses compagnons d'infortune des individus privés de raison.

Je pourrais, à l'appui de ce qui vient d'être dit, citer un grand nombre de faits; je me bornerai aux suivans :

M. B.... amène sa sœur à Charenton, pour y être traitée d'une *maladie de nerfs* (ce sont ses expressions). Il nous donne sur elle les renseignemens que voici :

Mademoiselle .... est âgée de 25 ans. Sa santé physique a toujours été bonne, la menstruation régulière. Dès ses premières années, une mobilité d'idées remarquable, une grande irritabilité des affections, de la susceptibilité, parfois une sorte d'exaltation intellectuelle, inspirèrent de trop justes craintes sur sa santé morale. Mademoiselle .... avait une manière d'envisager les choses rarement en harmonie avec celle des autres personnes. Elle apportait dans ses jugemens un esprit d'exagération et une tenacité peu communs. Sensible à l'excès autant que versatile de caractère, ses affections, tendres ou haineuses, étaient toujours poussées au-delà de la ligne ordinaire. En 1820, elle fut prise d'un accès de manie qui dura quelques jours seulement. Avant ce temps, au dire de ses parens, il eût été impossible de décider si Mlle .... était ou non aliénée, de se convaincre que tel ou tel de ses actes était le résultat de quelque désordre mental, ou bien n'était entaché d'aucune espèce d'influence maladive.

Mademoiselle .... est encore aujourd'hui dans la maison. A diverses reprises, je l'ai questionnée sur le caractère, les habitudes de celui de ses frères qui l'avait conduite à Charenton. Ce que ce dernier nous avait dit d'elle-même, elle nous le dit de lui. « Mon frère est un malheureux garçon, aimant à faire le bien, généreux jusqu'à la prodigalité, je lui dois beaucoup.... Mais il est rare de rencontrer un caractère plus bizarre que le sien, d'allier des qualités plus opposées entr'elles. D'une heure à une autre, ce n'est plus le même homme. Pour la cause la plus légère, il va s'emporter avec une violence inouïe contre les personnes qu'il affectionne le plus. Mais il est incapable de garder rancune, et il n'est rien qu'il ne soit capable de faire pour effacer l'impression fâcheuse causée par sa mauvaise humeur.

» Ne comptez pas sur ses paroles d'aujourd'hi, demain il les aura oubliées, ou il sera loin d'y attacher la même importance. Il est, du reste, aussi entêté, aussi opiniâtre, dans sa nouvelle manière de voir, qu'il a pu le paraître la veille. Je lui crois l'esprit très pénétrant. Il réfléchit peu, juge vite, prend une résolution avec une promptitude qui étonne. On dirait qu'il fait tout d'inspiration. Les derniers événemens (juillet 1830) ont produit, chez lui, une exaltation d'idées qui nous tint longtemps, mes sœurs et moi, dans une vive inquiétude, etc... »

Toutes les personnes avec lesquelles M. B.... a eu des rapports, dans la maison, ont été frappées de ses manières bizarres, de son intarissable loquacité, de son ton brusque, de la mobilité de ses traits, etc.

Dans le cours d'une longue conversation, je ne cessai d'être surpris de son incroyable facilité à trouver les moyens d'expliquer les actes les plus déraisonnables auxquels sa sœur se soit livrée, de justifier ceux qui, sans être aussi déréglés, étaient évidemment marqués du cachet de la folie. Quoi que j'aie fait pour lui faire sentir ce qu'il y avait d'erroné dans sa manière de voir, mes efforts vinrent échouer contre une conviction au-dessus de tout raisonnement. Lorsque je lui demandai si sa sœur était la seule personne de sa famille qui se trouvât atteinte d'aliénation : « Ma mère, répondit-il d'un ton fort insouciant, est folle, elle a habité votre maison il y a cinq ans ; la folie est un mal héréditaire parmi nous, je n'y échapperai pas plus que X... (sa sœur) et franchement, il est bien possible que je m'en ressente déjà ! » Comme il arrive fréquemment au début de la folie, M. B... n'est-il pas déjà dominé à son insu, par un vague pressentiment des premières atteintes du mal dont il conserve le germe.

Mlle C...., est atteinte d'aliénation depuis plusieurs années. Elle est actuellement dans une profonde démence. Au début de la maladie, des idées fixes, qu'il était difficile de pénétrer, la rendirent taciturne et mélancolique. Il survint parfois une excitation vive qui nécessitait l'emploi des moyens de répression, etc... M. C..., son frère, est colonel d'un régiment de cavalerie. Ses habitudes, sa manière de vivre solitaire et retirée, son humeur inégale, les soins méticuleux qu'il prend de sa santé, une susceptibilité outrée qui le rend presque insociable, et fait croire à ses collègues qu'il est habituellement dans un état voisin de l'aliénation. Cependant, M. C... remplit ses fonctions avec une exactitude et une intelligence remarquables. Sa bravoure a brillé dans une multitude de circonstances. Aucun soldat de son régiment n'a acquis, sous ce rapport, une réputation égale à la sienne. On cite de lui plusieurs faits marqués au coin d'une véritable exaltation maniaque, etc. Je tiens ces particularités d'un officier du même corps.

M. T... est dans un état de démence, compliqué d'encéphalite chronique. Le délire débuta par une vive excitation maniaque avec des idées ambitieuses. La contradiction la plus légère occasionnait des emportemens que rien ne calmait, et qui, à diverses reprises, amenèrent les scènes les plus fâcheuses, etc.

L'un de ses frères, à l'insu duquel le malade avait été conduit à Charenton, vint trouver, peu de jours après, le directeur de l'établissement, réclamant contre la *détention arbitraire* de son parent. Selon lui, ce dernier n'avait jamais donné le moindre signe de folie ; tout ce qui s'était passé devait être attribué à des menées odieuses, à des vexations qui expliqueraient parfaitement l'état d'exaspération et de fureur dans lequel il se trouvait depuis quelque temps. Avant de s'adresser à nous, il avait obtenu une audience du roi **Louis-Philippe** (c'était aux premiers jours d'août 1830), qui l'avait renvoyé devant le préfet de police.

Du premier abord, une sorte de crispation habituelle des traits de son visage, le mouvement continuel de ses bras et de ses jambes, son regard fixe surtout font mal augurer de l'état mental de cet homme. Il parle haut, avec volubilité, et de manière fort embrouillée, n'abandonnant pas le sujet principal, mais entremêlant ce qu'il dit d'une foule de phrases incidentes. Il paraît avoir reçu de l'éducation, et cependant il oublie les plus simples convenances, heurte à chaque instant les règles de la civilité la plus vulgaire. Le médecin en chef, qu'il était allé voir un jour, excédé de ses importunités, fut contraint de sonner ses domestiques pour le contraindre à sortir de sa maison. En vain on lui répète que son frère est bien positivement aliéné, que, même, son affection morale, compliquée d'une lésion des mouvemens, était essentiellement incurable, il est évident que ses doutes subsistent toujours, et qu'il aime mieux s'en rapporter aux conjectures les plus hasardeuses que de se rendre à nos raisonnemens.

Le professeur Lordat dit au sujet du fameux B... « Son humeur difficile, qui faisait le supplice de tous ceux qui le servaient, le rendait insupportable à lui-même. Il employait toutes les ressources de son esprit à se rendre malheureux. Un jour qu'il se p'aignait de sa *chienne de vie*, M. L... lui rappela les raisons qu'il avait de bénir le sort ; c'est vrai, répondit-il, mais mon caractère rend tout inutile. Avait-il une lettre à écrire, il n'avait plus de repos. Quand il la cachetait, si l'empreinte ne venait pas bien, il y en avait pour une demi-journée d'impatience. Pourra-t-on croire que lorsqu'il fit imprimer le discours du *génie d'Hippocrate*, il passa une nuit tout entière dans l'insomnie et le dépit, parce qu'après le tirage de la première feuille il s'aperçut que dans le premier E du mot GÉNIE du frontispice, la barre supérieure horizontale était rompue. Ce qui le tourmentait le plus, c'était tout ce qu'il jugeait capable de porter atteinte à sa gloire. Il devint de plus en plus irritable, jaloux, défiant ; il s'occupait de tous les détails du ménage, etc... »

Le père de Barthez s'était laissé mourir de faim à l'âge de 90 ans, à cause de la perte de sa seconde épouse ! (Falret, *Du suicide.*)

Les faits qui précèdent établissent que, sous l'influence d'un vice héréditaire, les facultés morales peuvent subir telles modifications, qui, sans constituer un état de folie déclarée, les altère d'une manière plus ou moins profonde, et doivent, certainement, être prises en sérieuse considération lorsqu'il s'agit de juger la *sanité* des pensées d'un individu, comme la *moralité* de ses actions. Pour être peu tranchés, les désordres de l'intelligence n'en sont pas moins réels et se réfléchissent fréquemment dans les actes de celui qui en est atteint. C'est du délire à un degré encore peu élevé, à peine sensible, mais enfin c'est toujours du délire. Et dès lors, quelque raisonnable, à une foule d'égards, que soit un individu, il est impossible de ne pas tenir compte de ce qu'il y a dans son organisation morale d'hétérogène qui imprime à sa conception intellectuelle, à ses passions affectives un cachet particulier, l'isole, jusqu'à un certain point des autres hommes, en fait un être à part, le différencie réellement, sous beaucoup de rapports.

VI.

*La proposition se renverse : Mélange de folie et de raison chez les auteurs ;
folie déclarée chez les descendans. — Il est dans la nature de la folie de se
traduire, héréditairement, en facultés morales supérieures.*

d... Les termes de la proposition que nous venons de développer se
renversent ; et, de même qu'un état de *folie réelle* peut ne se reproduire, héréditairement, que sous forme d'*excentricité*, ne se transmettre des ascendans aux descendans qu'avec des demi-teintes, si je puis
ainsi parler, des tons plus ou moins radoucis ; de même, un état de simple
excentricité chez les parens, état qui ne va pas au-delà de certaines bizarreries de caractère, de certaines singularités d'esprit, peut devenir,
pour les enfans, l'origine d'un véritable délire.

A l'état de germe chez les premiers, le délire se développe et acquiert
plus ou moins rapidement, chez les seconds, son *summum* d'intensité.

Comme on le voit, les faits dont il est ici question sont comme la con-
tre-épreuve de ceux qui nous ont occupé précédemment. Les uns et les
autres ont une même raison d'être : c'est-à-dire que par la même raison
qu'un aliéné procrée des individus excentriques, originaux, bizarres, les
individus appartenant à cette dernière catégorie engendrent de véritables
aliénés.

Folie, excentricité sont deux états *pathologiques* (je me sers à des-
sein de cette expression), ayant une commune origine.

Les faits dont nous parlons sont d'observation journalière : combien
ne voit-on pas, en effet, de parens d'aliénés offrir les anomalies mentales sur lesquelles nous insistions dans le paragraphe précédent ! Chez

les uns, c'est une sensibilité nerveuse extrême, une grande impression-
nabilité, un caractère irascible, violent, bizarre à l'excès ; chez les autres,
c'est une singulière mobilité dans les idées, comme dans les affections,
ou bien une tenacité de conception que rien ne peut distraire ; chez tous,
c'est quelque chose d'étrange, d'insolite, au point de vue moral, qui les
distingue des autres hommes, attire sur eux l'attention souvent peu in-
dulgente, ironique ou haineuse de ceux avec qui ils sont en rapport habituel. Que de fois, en apprenant qu'une personne de notre connais-
sance avait perdu l'esprit, n'a-t-on pas eu occasion de faire cette réflexion ; comment s'en étonner ? Son père (ou tel autre membre de la famille) n'était-il pas d'une singularité d'esprit, d'une bizarrerie de caractère qui touchait à la folie ?

Nous avons fait une remarque qui trouve naturellement ici sa place :
les enfans de ceux qui se trouvent dans les conditions morales dont nous
parlons vivent peu, en général, et succombent de bonne heure à des affections cérébrales ; la plupart périssent de convulsions dans les trois ou
quatre premières années de leur vie, ou deviennent idiots, imbéci-
ciles (1).

Ce qui, du reste, doit achever de lever tous les doutes concernant les
rapports de causalité que nous tenons à établir entre le caractère, ou
mieux la constitution morale des parens et la folie qui est le partage de
leurs descendans, ce sont les nombreux points de contact, je dirais presque de parenté, qui existent entre la raison des uns et la déraison des
autres. Pour en citer un ou deux exemples entre beaucoup d'autres : je
connais une personne qui a été toute sa vie, au suprême degré, ce qu'on
appelle un homme à projets. Doué d'une intelligence au-dessus de l'ordinaire, d'une grande activité d'esprit, il s'est livré à une foule d'entreprises dont quelques-unes lui ont réussi, tandis que les autres ont fini
par le ruiner, ou à peu près. Rien, cependant, n'a pu altérer son carac-

---

(1) Je publierai sous peu un travail où l'on trouvera des faits assez nombreux
venant à l'appui de cette remarque, qui, jusqu'à plus ample informé, devra paraître
quelque peu hasardée.

tère enjoué, l'empêcher de voir tout en beau, comme aux meilleurs temps de sa vie, lui enlever son indifférence à l'égard de l'adversité, ses goûts de luxe, du confortable et de la bonne chère, etc.; d'un tempérament pléthorique, il est obligé de se faire saigner de temps à autre, étant sujet à des étourdissemens. Son fils a été atteint de paralysie générale, avec prédominance d'idées ambitieuses. Les commencemens du délire étaient restés inaperçus; des désirs immodérés, des prétentions exagérées, des projets insensés, en furent les premiers symptômes! — J'ai dans mon service, à Bicêtre, un brave Alsacien qui, depuis trois ans, est plongé dans la plus profonde mélancolie; chaque jour, il s'attend à être mis à mort, en expiation de crimes dont on l'accuse. Son père, c'est lui qui nous l'apprend, était « le plus poltron des hommes. » D'un caractère sombre, ombrageux, défiant, il menait une vie très retirée et ne s'était jamais lié avec personne. — Le grand'père est mort fou!

Faisons remarquer, en terminant ce paragraphe, qu'un phénomène analogue s'observe dans l'ordre purement physique. Ainsi, l'on voit survenir des désordres nerveux chez des enfans dont les parens n'avaient ressenti que des atteintes extrêmement légères; une simple susceptibilité nerveuse, des vapeurs, se convertir en des attaques d'hystérie ou d'épilepsie; des congestions cérébrales sans aucune gravité, de simples étourdissemens en des attaques d'apoplexie, en ramollissemens du cerveau, etc.

§

c... Dans l'examen rapide que nous venons de faire de quelques modifications intellectuelles dues à l'influence de l'hérédité, nous ne sommes pas sortis du cercle des faits pathologiques, ou, pour mieux dire, des faits ou phénomènes généralement acceptés comme tels.

Notre sujet va s'étendre et s'offrir à nous sous un point de vue tout nouveau. Nous n'hésiterons pas à franchir des limites qui, jusqu'ici, ont paru infranchissables; nous allons relier l'un à l'autre deux modes d'être de la faculté pensante qui, pris isolément, semblent être la négation l'un de l'autre, et s'exclure réciproquement ; nous allons montrer les rapports, la corrélation héréditaire des deux conditions les plus extrêmes dans lesquelles l'intelligence puisse se trouver, la folie et la réunion des qualités d'esprit et de cœur les plus élevées, qualités qu'on est habitué à ne rencontrer que chez les hommes d'élite.

Pour qui n'est pas familiarisé avec la physiologie intellectuelle, pour qui n'a étudié l'esprit humain qu'en dehors de ses conditions matérielles, nous devons craindre que nos assertions ne passent pour paradoxales. En effet, n'y a-t-il pas contradiction dans les termes à affirmer qu'un état de trouble des facultés intellectuelles peut devenir, par voie séminale, la source d'un état mental essentiellement opposé ; que la folie et la raison, le génie ont de communes racines !

Ces difficultés sont plutôt apparentes que réelles, et n'arrêteront pas, nous en sommes certain, ceux qui ont fait une étude approfondie des phénomènes psychologiques à l'état normal, et mieux encore à l'état morbide ; des modifications sans nombre, des métamosphoses par lesquelles peut passer la liberté pensante, depuis les plus minimes jusqu'aux plus extrêmes désordres.

Il faudrait bien plutôt s'étonner qu'il en fût autrement que nous venons de le dire. Et d'abord, en thèse générale, l'idée de folie est loin d'entraîner celle de débilité, d'affaiblissement dans l'action dynamique intellectuelle, ainsi qu'on le croit généralement ; c'est précisément le contraire qui est vrai : qui dit folie dit suractivité mentale, et par suite désagrégation, incohérence des idées (état maniaque), ou bien cohésion anormale de ces mêmes idées (monomanie) ; c'est en amoindrissant cette suractivité, en brisant cette cohésion que l'on parvient à reconstruire la raison, à rendre à l'homme son *self-power* ; il y a à retrancher, à modifier pour substituer la raison au délire, il n'y a pas à ajouter.

On conçoit dès lors que les conditions organiques les plus favorables au développement des facultés soient précisément celles qui donnent naissance au délire. De l'accumulation insolite des forces vitales dans un organe, deux conséquences sont également possibles : plus d'énergie dans les fonctions de cette organe, mais aussi plus de chances d'aberration et de déviation de ces mêmes fonctions.

Une des preuves les plus concluantes de ce que nous avançons est celle-ci : l'état dans lequel la puissance intellectuelle se montre à son apogée, jette de si éclatantes lueurs que la philosophie antique en faisait remonter l'origine jusqu'à la divinité même (1), l'état d'*inspiration* est précisément celui qui offre le plus d'analogie, se rapproche davantage de la folie réelle. Ici, en effet, folie et génie sont presque synonymes à force de se rapprocher et de se confondre (2).

Dans un travail publié en 1836, j'écrivais : « L'idée d'*inspiration* entraîne celle de l'influence directe d'un être supérieur sur notre esprit. Si l'on traduit cette phrase en langue psychologique : l'inspiration n'est

---

(1) Cœlus Aurelianus : *De Furore.*

(2) Un grand poète, selon Platon, ne saurait composer avant de se sentir rempli du Dieu et *transporté hors de lui-même*, ou sans qu'il ait *perdu la raison*..... Les excellens musiciens ne composent pas avec un esprit rassi : il faut qu'ils soient entraînés par l'harmonie et entrent en fureur comme des bacchantes.

Je doute qu'aucun compositeur moderne ait offert à un plus haut degré que le célèbre Donizetti, les dispositions d'esprit dont parle Platon. L'idée, ou comme il disait, l'*estro* s'emparait de lui, de la manière la plus imprévue, allait le saisir au milieu des occupations les plus diverses. Loin de chercher l'inspiration, il avait plutôt à s'en défendre. Nous tenons ces particularités de l'illustre maëstro lui-même.

Il était à dîner, un jour, chez madame de C... Jusque vers le milieu du dîner, il avait paru exempt de toute espèce de préoccupation et avait pris part à la conversation générale. Peu à peu, il devient distrait et comme étranger à ce qui se passe autour de lui ; puis il se lève brusquement, adresse quelques excuses à la maîtresse de la maison et va s'enfermer dans une chambre voisine, qu'il ne quitte qu'après avoir composé tout d'une haleine un acte presque entier d'un de ses derniers opéras.

Dans les derniers jours de sa vie intellectuelle, il nous fut donné d'être témoin de quelque chose de semblable. C'était à une époque où le nom de Félicien David venait de faire son apparition dans le monde musical. — Je regrette, disais-je à Donizetti, de n'avoir pas trouvé dans le *Désert*, un air assez gracieux que chantent les marins du Nil, en ramant ; et, sur sa demande, j'essayai de lui en dire quelques phrases. J'avais à peine commencé qu'il m'interrompt tout à coup, prend une plume, trace rapidement plusieurs barres horizontales sur une feuille de papier, qui, en un instant, fut couverte de notes..... Comme autrefois, l'*estro* s'était fait sentir ; mais hélas !.... deux idées à peine se suivaient dans ce que l'infortuné maître venait d'écrire.

plus qu'un état particulier de l'intelligence dans lequel s'effectuent certaines combinaisons mentales que le sens intime, le *moi* ne sauraient avouer comme étant nôtres, c'est-à-dire qui se sont faites à notre insu, sans que notre volonté y fût pour rien.

» Au reste, il est remarquable sous combien de rapports la physiologie et la psychologie, malgré la diversité des opinions sur la nature du fait d'inspiration considéré intrinsèquement, concordent lorsqu'il s'agit de le décrire.

» Qu'est-ce que l'inspiration d'après la philosophie ? C'est l'appréciation de la vérité *sans l'intervention de la volonté et de la personnalité...* L'inspiration a pour caractère l'enthousiasme ; elle est accompagnée de cette émotion puissante qui *arrache l'âme à son état ordinaire et subalterne...* L'homme dans l'état *merveilleux* de l'inspiration et de l'enthousiasme, ne pouvant le rapporter *à lui-même*, le rapporte à Dieu, et l'appelle révélation. Voilà l'origine sacrée des prophéties des pontifes et des cultes. — La forme nécessaire, la langue de l'inspiration est la poésie, et la parole primitive est un hymne. — L'enthousiasme est cette intuition spontanée de la vérité par la raison aussi indépendante qu'elle peut l'être de la personnalité et des sens, de l'induction et de la démonstration.

» De ce langage au nôtre, la différence est peu marquée ; elle semble disparaitre tout à fait lorsque le philosophe que je cite ajoute : « L'enthousiasme est un fait rationnel, mais c'est un fait extrêmement délicat ; il peut aisément *tourner en folie*. Nous sommes ici sur le terrain *douteux* de la raison *et de l'extravagance*. La folie de l'enthousiasme conduit bien vite à la tyrannie de l'entendement. »

Pour moi aussi l'enthousiasme est un fait rationnel, mais un fait qui ne se développe qu'au milieu de circonstances particulières, au sein d'une sorte d'éréthisme mental qui place les facultés en dehors de leur sphère naturelle, jette le trouble dans la conscience ou sens intime de l'homme, semble arracher ce dernier à lui-même en le mettant en présence de phénomènes intellectuels auxquels sa raison n'a point pris part. »

En outre, si nous cherchons à nous rendre compte de la nature réelle de l'état organique particulier auquel on est convenu de donner le nom de prédisposition héréditaire, on s'arrête tout d'abord à cette idée que cet état représente en germe, et pour ainsi dire, à l'état embryonnaire, la maladie même dont il n'est que trop souvent le triste précurseur ; cette première idée en contient implicitement une autre : celle de sur-excitation, d'un accroissement de vitalité dans le système d'organes chargé des manifestations nerveuses.

Cette surexcitation constitue, à nos yeux, et pour les pathologistes qui ont étudié la question, la première période de la maladie, de quelque source que celle-ci provienne, d'agens délétères introduits dans l'économie, ou de principes développés spontanément au sein des tissus.

Placés dans ces conditions particulières, les organes fonctionnent nécessairement avec une force qu'ils n'ont pas dans l'état ordinaire, comme une machine dont les ressorts moteurs ont reçu une tension nouvelle.

Or, cette suractivité fonctionnelle, que peut-elle être, lorsqu'il s'agit de l'organe chargé des manifestations de la faculté pensante ? Comment, par quels signes se traduira-t-elle à l'extérieur ?

Évidemment, par des idées plus nombreuses, plus de rapidité dans les conceptions, plus d'élan, de spontanéité dans l'imagination, plus d'originalité dans le tour de la pensée, dans les combinaisons de l'esprit, plus d'imprévu et de variété dans les associations d'idées, plus de vivacité dans les souvenirs, d'audace dans les élucubrations de l'imagination, plus de mobilité, et aussi plus d'énergie, d'entraînement dans les instincts, dans les affections, etc.

Du reste, en apportant cette surexcitation dans les fonctions nerveuses, l'hérédité se comporte à la manière de tous les agens modificateurs de la névrosité en général.

Si elle dépasse certaines limites, si par sa violence d'action, elle domine le *moi*, c'est-à-dire le principe intérieur destiné à relier, à coordonner l'action des divers pouvoirs intellectuels ; au lieu de rehausser les qualités de l'esprit, de leur communiquer un éclat inaccoutumé, elle conduit directement à la folie.

Assurément, je me hâte de le dire, de peur qu'on exagère notre pensée, ce serait commettre une grossière erreur que de chercher dans les seules conditions organiques dont nous venons de parler, la source du génie, ou seulement d'une certaine supériorité des facultés intellectuelles. Il reste toujours *une inconnue* (*quid divinum*) à dégager ; autrement, le génie serait aussi commun qu'il est rare, par la facilité que chacun aurait de s'en procurer à l'aide de quelques excitans cérébraux.

Mais il est également certain que ces conditions favorisent puissamment l'accomplissement des fonctions intellectuelles.

Deux conditions, en effet, paraissent fondamentalement nécessaires pour la perfection du jeu de l'organisme cérébral : la première, la plus importante, sans doute, et qu'on pourrait dire la condition par excellence, comprend certaines qualités intrinsèques qui sont de l'essence même de l'organisation ; la deuxième se rapporte à certain état physiologique, qui est à l'accomplissement des fonctions intellectuelles ce que le stimulus produit par l'oxigénation du sang veineux est à l'accomplissement des fonctions vitales en général.

Cette deuxième condition est celle qui se montre le plus à découvert par l'influence de l'hérédité, et surtout d'agens étrangers, soit physiques, soit moraux ; c'est d'elle qu'il est ici spécialement question.

VII.

Les facultés mentales éminentes des parens sont, pour les enfans, une pré-disposition héréditaire à la folie, dans ses diverses formes et à ses différens degrés.

Il est donc permis de voir dans les troubles cérébraux une condition héréditaire propre à favoriser le développement des facultés intellectuelles.

Mais, provenant d'une telle source, il faut s'attendre, naturellement, à trouver dans ces mêmes facultés des caractères particuliers qui rappelleront plus ou moins leur origine, des inégalités, d'étranges contrastes, l'ombre et la lumière, la perfection et l'imperfection réunies, les conceptions les plus profondes, le sens le plus droit à côté des rêveries, appelons-les par leur nom : des extravagances les mieux caractérisées.

Il est une expression dont on se sert pour désigner les individus chez lesquels on rencontre ce mélange adultérin de raison et de délire : on les appelle des *fous sublimes.*

On en comprendra, maintenant, toute la justesse ; on comprendra qu'il y a là plus qu'une métaphore.

Si la proposition que nous émettions tout à l'heure est vraie, la plupart des individus doués d'une intelligence supérieure, ou seulement placés au-dessus du commun niveau intellectuel, devront compter parmi leurs ascendans, parmi les membres de leur famille, soit des aliénés, soit des personnes sujettes à des affections du système d'organes préposé aux fonctions de la vie de relation.

Jusqu'à quel point, dans quelle mesure, l'observation vient-elle confirmer ces vues générales ?

Malheureusement, c'est à peu près en vain que nous interrogerions les fastes de l'histoire relativement aux faits qu'il nous importerait le plus de connaître, aux faits d'hérédité directe. Les auteurs qui nous ont transmis la biographie des hommes célèbres, si, parfois, ils nous parlent de leur généalogie, n'ont absolument rien à nous apprendre de l'état de santé physique ou morale des familles. Eussent-ils été à même de le faire, qu'ils s'en seraient abstenus, d'abord parce que ces détails ne devaient avoir à leurs yeux aucune espèce d'importance, ensuite parce que dans tous les temps, on s'est appliqué à cacher une maladie contre laquelle, non sans raison, il est vrai à quelques égards, s'élèvent tant de préjugés.

Cependant, les mêmes motifs de discrétion n'existent plus à l'égard d'un autre ordre de faits que nous avons démontré être parfaitement analogues aux troubles de l'esprit, au point de vue de l'hérédité, je veux parler des affections purement nerveuses, on a un peu moins à regretter le silence du biographe sous ce rapport ; ils nous instruisent assez fréquemment, par exemple, du genre de mort auquel ont succombé les parens de ceux dont ils font connaître l'histoire. Alors, nous voyons les maladies des centres nerveux, les hémorrhagies, les ramollissemens du cerveau ou de la moelle épinière, les paralysies générales ou partielles, les affections convulsives, etc., se ranger parmi les causes immédiates ou éloignées de la mort ; maladies qui, comme nous l'avons dit plus haut, ne permettent pas de douter que chez ceux qui en étaient atteints, le système d'organes chargé des fonctions intellectuelles n'ait été doué d'une prédominance plus ou moins marquée sur les autres organes, et désorganisé, à la longue, par une incessante surexcitation.

Signalons, ici, un fait capital, bien connu des médecins d'aliénés, et dont l'importance est telle, qu'il résume, à lui seul, pour ainsi dire, la généralité des faits qu'invoque l'expérience : c'est parmi les classes de la société qui comptent le plus d'hommes distingués par les qualités éminentes de leur intelligence que se trouvent le plus d'aliénés. C'est chez elles que se rencontrent le plus souvent ces réunions d'individus qui, par l'infériorité ou la supériorité de leurs facultés intellectuelles, occupent tous les degrés de l'échelle morale, depuis l'idiotie, ce triste état dans lequel on voit l'intelligence jeter à peine quelques douteuses lueurs, jusqu'aux sublimes hauteurs du génie ; c'est là que se développent et croissent, comme dans leur terrain naturel, les affections les plus variées.

J'avais déjà signalé ce fait il y a quatorze ans : « Les familles qui comptent le plus d'illustrations, d'hommes de génie, chez lesquelles ont brillé, depuis leur origine, dans toutes les générations, les talens militaires et d'administration les plus remarquables, où l'on trouve de si nombreux exemples de courage, de dévoûment et généralement tout ce qui atteste l'énergie, la violence et l'entraînement des passions ; celles-là, aussi, ont vu le plus grand nombre de leurs membres atteints d'affections nerveuses de toute espèce, moissonnés par des maladies aiguës ou chroniques du système encéphalique. »

L'institution qui a donné à la France le plus d'hommes remarquables par leur intelligence, l'école Polytechnique est aussi celle d'où il est sorti le plus d'aliénés, ou tout au moins de ces intelligences exceptionnelles dont nous nous occupons spécialement. En me rappelant la remarque qui en a été faite, et qui date déjà de loin, un praticien distingué de la capitale, M. le docteur Charrier me citait, dernièrement à l'appui, plusieurs faits intéressans. J'en possède également un certain nombre par devers moi, et je ne doute point que bon nombre de ceux qui me lisent ne soient dans le même cas.

Faut-il en chercher la cause dans le genre d'études auxquelles se livrent les élèves de l'école, ainsi qu'on le pense généralement et qu'on l'a toujours dit ?

En aucune manière : car alors c'est le contraire qui devrait arriver, attendu que si quelque chose au monde est propre à maintenir la rectitude naturelle des pensées et du jugement, à redresser l'esprit, à le ramener dans la bonne voie s'il tendait à en dévier, c'est, assurément, l'étude des sciences dites exactes ou mathématiques.

Le fait est qu'il n'est donné qu'aux organisations riches et puissantes de cultiver ces sciences avec fruit, à plus forte raison, d'y acquérir une certaine supériorité.

Là est la véritable cause, attendu que là est la prédisposition la plus certaine aux névroses de toute espèce ; cette prédisposition, le travail assidu, la contention d'esprit que nécessitent des études spéciales, viennent y ajouter, sans aucun doute, mais ne la créent pas.

Mais, si nous n'avons à attendre de la chronique historique que des renseignemens fort incomplets, insuffisans pour résoudre la question qui nous occupe, il n'en est pas de même de la chronique privée : ici, l'observation s'exerce dans un champ qui est à la portée de chacun, sur des contemporains, sur des individus dont nous pouvons, jusqu'à un certain point, interroger les antécédens héréditaires.

Il est vrai que dans ce cas, les faits soumis à notre appréciation sont, à de rares exceptions près, d'un ordre bien moins élevé. Hâtons-nous d'ajouter qu'ils n'ont pas moins de valeur, attendu que nous n'avons à tenir compte, rigoureusement, que des facultés de l'esprit, en elles-mêmes, en dehors des influences extérieures dont l'effet est de leur donner plus ou moins d'éclat. Nous n'avons pas besoin de dire que nous tenons pour absurde la doctrine de l'égalité originelle des intelligences, mais il n'est pas moins incontestable qu'il est des conditions sans lesquelles la plus belle organisation morale ne saurait acquérir tout le développement dont elle est originairement susceptible. Le génie, sous toutes ses formes, dans ses différens modes de manifestation, a besoin, pour se produire, de circonstances particulières, de conditions extérieures nécessairement fort rares. En outre, non plus que de toutes les choses qui se rapprochent de la perfection, la nature n'a pu en être prodigue.

Ainsi donc, sans chercher à l'étayer de faits nécessairement exceptionnels, nous donnerons à la thèse que nous soutenons un appui non moins solide, en apportant le témoignage de faits qui appartiennent à l'observation journalière.

Au reste, il s'agit ici de l'influence héréditaire, en général, d'une manière absolue, et non pas dans tels ou tels cas déterminés; si, donc, sa présence est incontestable dans les cas ordinaires, il faut l'admettre *à fortiori*, pour les cas exceptionnels.

Or, depuis un certain nombre d'années déjà, que mon attention est fixée sur ce sujet, il est extrêmement rare, lorsque j'ai pu obtenir des renseignemens suffisans, que je n'aie rencontré parmi les ascendans, dans la famille d'individus que leurs qualités morales avaient tirés de la foule, soit des affections cérébrales, soit des désordres nerveux, soit des anomalies des fonctions intellectuelles. J'ai vu se succéder presque constamment, dans les séries généalogiques, l'éminence des facultés quelquefois, toujours une certaine distinction intellectuelle, et des affections quelconques du système nerveux central ou périphérique. Sur la même ligne que les troubles nerveux proprement dits, nous plaçons certaines dispositions morales exceptionnelles dont on trouve de nombreux exemples dans les familles dont nous parlons. Les parens auprès desquels nous prenons des informations nous font souvent cette déclaration, que tel membre de la famille a eu ce qu'on appelle *une existence orageuse*; qu'ils se faisaient remarquer par leurs excentricités, par un manque presque absolu de sens commun, auquel s'alliaient souvent des qualités intellectuelles et morales peu ordinaires (une imagination vive, une mémoire prodigieuse, une élocution facile, un cœur bon et généreux, etc.); par des manières d'agir, une conduite inexplicable pour tout le monde, en contradiction perpétuelle avec les usages, les mœurs, les lois même de la société... Et cela, en dépit des meilleures traditions de famille, d'une excellente éducation, de leur rang, de leur position dans le monde, en un mot des mille et une raisons qui devaient les maintenir dans une voie plus digne et plus conforme à leurs véritables intérêts. Or, s'il n'y a pas ici d'aliénation mentale proprement dite, de folie bien caractérisée, on ne saurait disconvenir que de pareilles dispositions morales s'en rapprochent singulièrement. Au point où nous en sommes, je pense que cette proposition ne trouvera pas de contradicteurs parmi ceux qui nous lisent.

Les réflexions que nous venons de faire, l'observation seule nous les a inspirées ; elles sont exemptes de toute idée préconçue ou systématique, elles sont la déduction simple et vraie de faits nombreux, étudiés avec soin.

Mais on comprendra que ces faits, nous ne saurions les énumérer ici. Que chacun fasse appel à ses souvenirs, regarde autour de soi, qu'il tienne désormais son attention éveillée sur le sujet que nous lui indiquons ; comme à nous-mêmes, l'expérience lui fournira la preuve de ce que nous avançons ; parmi les étrangers, dans la famille de ses connaissances, de ses amis, dans la sienne propre, peut-être, il trouvera l'occasion de s'assurer de la filiation, de l'enchaînement héréditaire qui rattache les dispositions intellectuelles particulières de certains membres aux maladies nerveuses qui auront frappé les autres.

Nous ne prétendons pas, assurément, établir ici une règle sans exception. Il y a des exceptions, dire en quelle proportion, cela me serait impossible ; mais j'ai la certitude qu'elles sont très peu nombreuses.

f... Les affections nerveuses, soit qu'elles portent sur la motilité ou bien sur la sensibilité générale, soit encore sur les fonctions qui ne sont que cette dernière faculté élevée à son plus haut degré de puissance et d'action, c'est-à-dire les facultés, les actes du principe pensant ; ces affections, dis-je, lorsqu'elles ne sont pas transmises purement et simplement par hérédité, se transforment en conditions favorables à l'exercice intellectuel, et créent une prédisposition héréditaire aux qualités éminentes de l'esprit.

Cette proposition qu'établissent les considérations auxquelles nous venons de nous livrer, a-t-elle pour ainsi dire sa contre-partie dans la proposition inverse ? En d'autres termes : serait-il vrai que les qualités éminentes de l'esprit chez les parens fussent pour les enfans une cause de folie ou de désordres purement nerveux ?

Si on se laisse aller aux conjectures de la théorie, on est porté tout d'abord à répondre à cette question par l'affirmative. Il semble naturel qu'il y ait réciprocité dans les deux cas, et que par cela même que le trouble des facultés mentales des parens est une cause héréditaire de l'excellence de ces mêmes facultés chez leurs descendans, d'une organisation intellectuelle extraordinaire on puisse déduire héréditairement le trouble des facultés mentales.

L'expérience ne donne point un démenti à la théorie. Tous les psychiâtres ont pu faire la remarque qu'un certain nombre d'aliénés avaient pour parens, soit dans la ligne ascendante, soit dans les lignes collatérales, des personnes qui se distinguaient plus ou moins par leur intelligence.

Si nous ne craignions d'anticiper sur ce que nous avons à dire dans le chapitre suivant, nous ajouterions que les qualités brillantes de l'esprit vont fréquemment de pair avec les affections nerveuses, et que ces affections sont précisément de puissantes causes héréditaires d'aliénation mentale.

Ici, du reste, comme nous l'avons constaté dans un autre ordre de faits, les intelligences présentent ces irrégularités, ces contrastes étranges, ces mélanges de qualités et de défauts, de lumières et d'ombres que nous avons signalés dans une autre occasion.

Nous terminerons ce paragraphe par une remarque qui a son importance; c'est que les désordres moraux qui se rattachent à une organisation intellectuelle plus ou moins avantageuse, appartiennent d'ordinaire à la pire espèce des lésions cérébrales : à l'idiotie ou à l'imbécillité, bien plus souvent qu'aux simples perversions des facultés, telles que la manie ou le délire partiel.

Il est d'observation générale que les enfans des hommes de génie sont, pour la plupart, non seulement inférieurs à leurs auteurs, mais au commun des hommes ; bien peu échappent, pendant leurs premières années, à des accidens convulsifs de nature plus ou moins graves, à des maladies cérébrales qui, presque toujours, compromettent dans une certaine mesure les fonctions intellectuelles.

« Le génie véritable est toujours isolé, disent d'une commune voix » Spurzheim, Virey, Lordat, Burdach, etc., il ne se réveille point dans

« sa postérité » (P. Lucas). Suivant le professeur Lordat, « les génies sont des enfans trouvés et des célibataires. » On dirait, pour reproduire ici une interprétation vulgaire, que la nature s'est épuisée dans la procréation de ces êtres chez lesquels les forces mentales semblent être parvenues à leur *summum* d'énergie. Nous ajouterons, en donnant à notre pensée une forme plus philosophique, plus en rapport avec les données de la sciecce, que le dynamisme mental ne saurait s'élever jusqu'aux manifestations du génie sans que l'organe de la pensée ne se trouve dans des conditions analogues à cet état de surexcitation, d'éréthisme nerveux que nous savons être si défavorable au développement de la folie héréditaire.

VIII.

*La modification des facultés mentales se lie encore à des conditions patho-
logiques propres à la constitution , à l'idiosyncrasie de l'individu.*

    A — *État névralgique général.*
    B — *Constitution hypochondriaque.*

Il ressort des considérations auxquelles nous nous sommes livré dans
la section précédente, que les individus nés avec des prédispositions héréditaires aux affections qui intéressent le système nerveux en général,
se trouvent, au point de vue du dynamisme mental, dans des conditions
tout à fait exceptionnelles ; qu'il est impossible de ne pas tenir compte
de l'état mental ou nerveux des parens, lorsqu'il s'agit d'apprécier celui
de leurs descendans.

Ici, la cause modificatrice des facultés, tout en imprimant profondément son cachet, reste cachée ; elle a son origine en dehors de l'individu qui subit son influence. Cela explique peut-être pourquoi elle a été
jusqu'à présent méconnue, pourquoi elle n'a pas même été soupçonnée,
quelque manifeste que fût son action, au moins dans certains cas.

Il n'en est pas de même de l'ordre des causes dont nous avons présentement à démontrer l'influence sur la constitution morale ; car ces causes, ces agens modificateurs sont propres à l'individu, tiennent à son organisation particulière, constituent ce qu'on appelle son idiosyncrasie.

Ce n'est pas à dire pour cela, cependant, que l'on ait mieux apprécié
leur influence sur la nature du moral. Pas plus que dans les circonstances dont il a été question dans la première partie de ce travail, on

n'a songé à demander à ces causes, de la tournure d'esprit, des formes particulières, des qualités à part, exceptionnelles, qui distinguent certaines intelligences.

Les conditions organiques dont nous voulons parler, on le pressent, du reste, sont d'ordre pathologique. Elles se montrent fréquemment avec les conditions d'hérédité; mais elles se rencontrent également seules; et c'est à elles seules, par conséquent, qu'il faut s'adresser pour avoir l'explication de certaines anomalies intellectuelles.

§

a... A ces conditions se rattachent tous les phénomènes pathologiques qui révèlent un état spécial, un mode d'être particulier du système nerveux, en général.

On sait par quelle variété infinie de formes se traduisent les lésions des appareils nerveux. Nous entendons parler également de celles qui intéressent exclusivement la sensibilité (toutes les névralgies généralement), de celles caractérisées surtout par des désordres de la motilité (convulsions, chorée, tremblement, etc.), des névroses dites complexes (éclampsie, épilepsie, catalepsie, cauchemar, etc.); enfin des névroses spéciales à certains organes (hystérie, palpitations nerveuses du cœur, aphonie nerveuse, etc.); depuis les symptômes les moins graves, les plus fugitifs de ces diverses affections jusqu'aux plus intenses.

L'état nerveux se révèle, souvent, par des phénomènes auxquels on n'attache guère plus d'importance, au point de vue physiologique, qu'on n'en attache aux simples inégalités de caractère, au point de vue de la santé morale.

Nous rangeons ces phénomènes dans deux catégories :

Dans la première, nous comprenons ceux qu'on a coutume de désigner sous le nom de *tics*, de grimaces (parce que, le plus ordinairement, ils siégent dans la face). Ce sont de légers mouvemens convulsifs des différens muscles de cette partie, des paupières, des lèvres, etc. On leur donne généralement le nom de mouvemens choréiques, lorsqu'ils ont plus d'étendue. Le bégaiement, certains vices de prononciation appartiennent à cet ordre de phénomènes.

Ceux que nous rangeons dans la deuxième catégorie sont plutôt désignés sous le nom de *manies*, et on les met, généralement, sur le compte de la distraction, des préoccupations, de la contention d'esprit inséparables des travaux intellectuels.

Il ne s'agit plus, comme dans le cas précédent, de mouvemens convulsifs, partiels, limités à tels ou tels muscles, à telle ou telle partie du corps; ce sont des mouvemens coordonnés, des actes véritables dans lesquels la volonté libre semble intervenir, et auxquels, en réalité, elle ne participe guère plus qu'à ceux des aliénés. Ces mouvemens se produisent de mille manières différentes; chaque individu a, pour ainsi dire, sa manie particulière : celui-ci a l'habitude d'ôter et de remettre ses souliers, à chaque instant, partout où il se trouve; celui-là tient sans cesse à la main, un ruban qu'il agite en tout sens, quel que soit son genre d'occupation, etc.; il n'est personne qui ne puisse citer quelque fait de ce genre.

Qu'on y prenne garde : les phénomènes que nous venons de rappeler ne se montrent guère que chez deux classes d'individus :

1° Chez les individus atteints de névroses graves, les épileptiques principalement, et les enfants idiots ou seulement arriérés.

2° Chez les hommes doués de facultés intellectuelles plus ou moins éminentes.

On les rencontre également et non moins fréquemment chez les parens d'aliénés.

Dans la question qui nous occupe, nous attachons donc une importance presque égale aux diverses névroses, sans tenir compte du plus ou moins de gravité des symptômes. Leur influence sur le moral paraît dépendre à peu près exclusivement de leur nature intrinsèque et n'est point en rapport avec leur degré d'intensité.

L'expérience ne légitime pas seule notre manière de voir, qui se fonde encore sur les observations suivantes :

1° Les névroses ont des rapports étroits avec l'espèce d'organisation mentale qui a fait l'objet de nos réflexions dans le chapitre précédent. Elles doivent être envisagées comme un des faits pathologiques par lesquels se traduit un état spécial du système nerveux, lequel, s'il n'implique pas nécessairement, du moins rend très probable une modification plus ou moins profonde des facultés intellectuelles, l'existence d'une organisation morale particulière, par la raison que nous avons déjà indiquée qu'une espèce de solidarité pathologique relie entre eux tous les modes fonctionnels de ce système,

2° En vertu de ce que les anciens auteurs appelaient une métastase, un déplacement du principe morbide, et que les modernes désignent sous le nom d'action sympathique, les névroses peuvent se transformer en accidens purement moraux, ainsi que cela arrive si fréquemment par voie d'hérédité.

3° Par leur nature, par la répétition des accès, par leur durée, ils peuvent modifier profondément, désorganiser même complètement les facultés mentales.

En résumé, les troubles nerveux, à quelque ordre qu'ils appartiennent, sous quelque forme symptomatique qu'ils nous apparaissent, en y comprenant les plus simples comme les plus complexes, entraînent pour le dynanisme mental des individus chez lesquels on les observe, les mêmes conséquenses que la prédisposition héréditaire, c'est-à-dire le désordre des facultés (folie proprement dite), la bizarrerie, l'excentricité des esprits et des caractères, défauts que l'on voit s'allier, le plus souvent, à un remarquable développement de l'intelligence, en particulier des facultés qui, par leur nature, semblent tenir de plus près à l'organisation de la mémoire, des passions affectives.

J'ajouterai ici une réflexion qui complètera ce que j'ai eu occasion de dire déjà à ce sujet.

Suivant que l'influence héréditaire ou idiosyncrasique se fera sentir plus particulièrement sur tel ou tel ordre d'activité mentale, sur les facultés affectives ou bien sur l'intelligence proprement dite, on conçoit que des phénomènes moraux d'ordre différent devront se produire.

Là est l'explication de ces tempéramens qui, sous le double point de vue que nous venons de signaler, offrent de si remarquables contrastes : suractivité, énergie extraordinaire des passions affectives d'une part ; de l'autre, médiocrité, faiblesse intellectuelle, *et vice versâ*. On rencontre des individus qui, à une médiocrité d'esprit réelle, tout au plus à une valeur intellectuelle très modérée, joignent des désirs insatiables une ambition que rien ne satisfait, une opinion exagérée d'eux-mêmes ; actifs, remuans, résolus d'arriver (c'est le mot consacré), *per fas et nefas*. La violence de leurs désirs les rend souvent injustes ; toujours sur le qui vive, ils prennent ombrage de tout et de tous, de leurs amis et de leurs ennemis, lesquels, à leurs yeux, ne diffèrent que par la manière dont ils travaillent à leur nuire, dans l'ombre, sous le masque du dévoûment et de l'affection, ou bien ostensiblement et au grand jour.

C'est l'opposé de ce que nous venons de dire qui a lieu, lorsque l'énergie vitale semble s'être retirée des passions affectives pour se porter tout entière sur l'intelligence. On voit alors, non sans étonnement, des individus que leurs talens, leurs travaux recommandent à plus d'un titre, rester dans une injuste, obscurité et, comme on dit encore, n'arriver à rien. Ce n'est pas qu'ils méprisent la fortune ou les honneurs, mais pour les conquérir il leur faudrait plus d'ardeur dans leurs désirs, plus de ténacité dans la volonté, plus de défiance et moins d'abandon avec leurs compétiteurs, moins de modestie souvent et plus d'assurance, de foi en eux-mêmes.

b... Au nombre des conditions organiques dont l'influence sur le dynanisme intellectuel est des plus évidentes, se rangent ces anomalies nerveuses si variées que l'on désigne sous la dénomination collective d'*hypochondrie*. Prises isolément, ou par groupes plus ou moins nombreux, elles ont la même valeur significative, quant à l'état mental particulier dont elles révèlent l'existence.

Je n'ai point à m'occuper ici de l'étiologie de l'hypochondrie. Il me suffit de rappeler ce fait sur lequel nulle conteste ne saurait s'élever : à savoir que chez les hypochondriaques, soit primitivement, soit consécutivement, par cause essentielle ou par cause sympathique, l'organe nerveux-intellectuel est plus ou moins profondément atteint.

A nos yeux, le cerveau est, spécialement et avant tout, l'organe souffrant; ou bien on n'a point affaire à un véritable état d'hypochondrie, mais à tel ou tel état morbide déterminé par la lésion de tel organe, de l'estomac le plus ordinairement.

Depuis les impressions les plus légères, les plus fugaces, les simples modifications de la sensibilité générale jusqu'aux sensations les plus douloureuses à la tête, au centre épigastrique, ou dans toute autre partie de l'organisme (sensations *réelles*, selon nous, et qu'on ne traite d'*imagi naires* que parce que, ne les ayant pas éprouvées soi-même, on ne les comprend pas, on est hors d'état de les comprendre); depuis les simples doutes, les craintes passagères jusqu'aux convictions délirantes les plus arrêtées, avec une valeur différente, ces phénomènes propres à l'hypochondrie sont les indices d'un état de surexcitation, d'un état morbide quelconque du système nerveux.

Par la disposition nerveuse qui lui est particulière, l'hypochondriaque tient le premier rang parmi les individus dont l'organisation intellectuelle se trouve dans un état exceptionnel. Je n'entends parler, bien entendu, que de cette classe d'hypocondriaques *raisonnables*, chez lesquels le mal ne se révèle encore que par de douteuses lueurs, des lésions de la sensibilité trop peu intenses pour faire du malade un véritable aliéné. La nature des sensations vraies et fausses qui les assiégent imprime à leurs idées, à leurs instincts, à leurs affections, une direction spéciale trop connue, trop bien décrite par les auteurs pour que j'en retrace le tableau.

Mais il est un point sur lequel je veux insister, parce qu'il a un rapport direct avec l'idée dominante de ce mémoire : les hypochondriaques sont loin d'être rares parmi les hommes d'un génie véritable ; et si nous voulons rappeler nos souvenirs, jeter les yeux autour de nous, nous pourrons nous assurer que la plupart de ceux dont l'existence nous est comme se distinguent par des facultés intellectuelles éminentes dans quelques cas, souvent, sinon toujours, plus ou moins remarquables. Sous la pression des préoccupations relatives à leur santé, de leurs souffrances, enfin par une disposition particulière de leur organisation, leur esprit s'adresse de préférence aux sujets qui peuvent leur fournir l'occasion d'exhaler leurs peines, d'exprimer leur mauvaise humeur ; ils ont une remarquable tendance à tout exagérer, ainsi qu'ils font pour ce qui concerne leur santé ; indulgens pour eux-mêmes, ils se complaisent à disséquer les défauts d'autrui ; le plus mauvais côté de la nature humaine captive seul leur attention, est l'objet de prédilection de leurs études.

Il est des exceptions cependant, et pour s'exercer en dehors du cercle de leurs idées mélancoliques, l'esprit des hypocondriaques ne fait pas preuve de moins d'énergie ; comme toujours, il est plein de spontanéité, enclin aux recherches, aux découvertes, fécond en idées neuves, souvent enfin, marqué au même coin de bizarrerie et d'originalité que les intelligences exceptionnelles dont il a été question précédemment.

IX.

Suite du § précédent. — c... Constitution paralytique.

c... On s'est beaucoup occupé, depuis vingt-cinq ans, de la maladie connue sous le nom de *paralysie générale* des aliénés. L'état menta des individus qui en sont atteints n'a pas moins fixé l'attention que les lésions d'organes; on a été frappé surtout de la spécialité des désordres intellectuels.

Les caractères principaux du délire des paralytiques sont suffisamment connus : ils peuvent se résumer en un état de béatitude, de bonheur idéal qui s'épanche sur tout, embellit tout, donne du charme aux choses les plus insignifiantes, du prix à ce qui n'a aucune valeur, adoucit, ou même fait taire, jusqu'à un certain point, des souffrances trop réelles ; en un sentiment de puissance physique et intellectuelle qui élevant leur audace au niveau de leur ambition, leur fait concevoir les projets les plus gigantesques, projets, du reste, aussi facilement abandonnés que conçus ; transforme leurs désirs, les rêves de leur imagination en convictions délirantes.

En adoucissant les traits, en effaçant quelques lignes heurtées que le mal seul met en relief, qui ne reconnaîtra dans l'ébauche que je viens de tracer d'une classe de malades dont le nombre semble s'accroître chaque jour dans les asiles; qui ne reconnaîtra, dis-je certains personnages que chacun de nous a pu rencontrer dans le monde, que l'on n'est pas moins porté à admirer qu'à tourner en ridicule, en faisant ainsi la part de leurs qualités et de leurs défauts. de la hardiesse, de la sagacité de leurs conceptions, de leur merveilleux esprit d'invention et de la confiance incroyable, téméraire avec laquelle ils se jettent dans les entreprises les plus audacieuses, toujours sûrs d'eux-mêmes, toujours assurés du succès ?

Eh bien ! que l'on y prenne garde : ce sont là, qu'on me permette cette expression, des *paralytiques* en miniature ; il n'y a de différence que de moins à plus entre eux et les véritables aliénés dont nous parlions tout à l'heure. Qu'on étudie à fond l'organisation, la constitution particulière de ces hommes, leur état de santé habituel, les affections auxquelles ils sont particulièrement sujets, leurs habitudes, les conditions hygiéniques dans lesquelles ils vivent, etc. ; avant tout, que l'on remonte aux sources physiologique et pathologique de leur constitution dans l'état sain et dans l'état maladif; qu'on interroge l'hérédité, et l'on peut être sûr que, dans la très grande majorité des cas, on rencontrera les prédispositions les mieux établies à l'aliénation mentale, à cet état de surexcitation des facultés psycho-cérébrales, que nous avons déjà signalé plusieurs fois.

Est-ce à dire que tous les individus dont les facultés mentales sont, pour ainsi dire, plus ou moins marquées du sceau de la paralysie générale, sont, ou condamnés à devenir tôt ou tard aliénés, ou même le sont déjà à un certain degré ?

A ces questions l'expérience répond : sans doute, ces individus ne sauraient être considérés comme aliénés ; mais nous soutenons qu'on s'écarterait peu de la vérité en admettant que leurs facultés sont plus ou moins profondément modifiées par la maladie dont ils reproduisent les symptômes.

Rappelons ici une vérité bien connue : un mal quelconque ne se manifeste pas toujours, nécessairement de la même manière; il a des degrés, des nuances ; il n'est pas, à son début ce qu'il se montrera à l'apogée de son développement ; or les symptômes, les phénomènes par lesquels il se révèle lorsqu'il ne fait que de naître, peuvent durer plus ou moins longtemps, rester même stationnaires toute la vie.

Rappelons encore que la plupart des individus atteints de folie para-lytique ont plus ou moins de temps avant l'explosion du délire vrai, au physique et au moral, offert les particularités que nous signalions tout à l'heure. Telles étaient les dispositions de leur esprit, que pour peindre leur délire il suffit de forcer les traits, d'exagérer un peu leurs opinions, leurs idées d'autrefois, les instincts, les penchans, les goûts qu'on leur connaissait auparavant.

Les inductions de l'expérience tendent à établir que, dans bien des cas, une activité d'esprit peu ordinaire, une facilité peu commune pour les travaux intellectuels, une singulière aptitude aux affaires qui pour être menées à bien exigent une grande perspicacité, une conception rapide et sûre, une confiance en soi-même presque illimitée, etc., décèlent une organisation cérébrale en quelque sorte frappée au coin de la paralysie générale.

Il est certain que parmi les individus atteints de cette maladie, on ren-contre fréquemment des hommes qui, dans toutes les positions, depuis les plus humbles jusqu'aux plus élevées, s'étaient distingués de leurs sem-blables par leur intelligence ; des industriels, des négocians qui, par une activité infatigable, un travail incessant, par une lutte continuelle contre les événemens, etc., sont venus à bout des plus audacieuses en-treprises, des spéculations les plus hardies ; ou bien de simples ouvriers dont l'habileté, le talent étaient un sujet d'émulation pour leurs camara-des, ainsi qu'en font foi les renseignemens qui nous viennent des parens, des amis des malades que l'on conduit dans les hospices.

§

Nous venons de passer en revue les diverses circonstances qui peuvent influencer l'exercice des facultés morales, leur imprimer un cachet par-ticulier qui, sans effacer le caractère normal, leur donne plus ou moins de ressemblance avec celles des aliénés.

L'hérédité a fixé, d'abord, notre attention : nous avons vu de com-bien de manières, par quelles voies directes ou indirectes, elle pouvait atteindre le dynamisme mental, exercer sur les fonctions de l'intelligence une influence, qui, pour avoir été méconnue jusqu'ici, et être, en quelque sorte, enveloppée de mystère, n'en est pas moins réelle, et, dans certains cas, active et prépondérante.

L'influence exercée par un état spécial du système nerveux, n'a pas la même puissance, s'observe moins communément, mais est tout aussi incontestable.

Des considérations auxquelles nous nous sommes livrés, il est permis de conclure qu'il existe une classe d'êtres à part qui ne saurait être confondue ni avec celle des hommes jouissant de toute leur raison, ni avec celle des aliénés proprement dits.

C'est une classe intermédiaire.

Cette classe a sa raison d'être dans les lois d'hérédité et dans les dispositions organiques particulières que nous avons fait connaître.

Certaines intelligences peuvent être regardées comme une sorte de mélange, un composé réel (et non fictif, métaphorique), de folie et de raison, d'idées fausses, délirantes, et de pensées vraies, marquées, même, de l'empreinte du génie.

Pourquoi ces intelligences ont-elles été méconnues jusqu'ici? Parce qu'on n'a pas apprécié l'action cérébrale comme elle devait l'être; parce qu'on n'a envisagé que les deux points extrêmes de raison absolue et de délire.

On a méconnu l'état intermédiaire ou mitoyen, parce qu'on le regardait comme une impossibilité, *quid absurdum*.

X

Résumé de tout ce qui précède. — Inductions pratiques.

Qu'on ne me reproche pas d'agrandir trop la sphère morbide de l'action intellectuelle au détriment de la sphère normale. Je pourrais retourner l'argument et me plaindre, à mon tour, de ce que l'on fait beaucoup trop petite la part de l'état morbide et trop grande celle de l'état sain (1).

------

(1) Dans ces derniers temps, l'étude des maladies mentales a occupé vivement les esprits. Au fur et à mesure que la science a progressé, de nouveaux points de vue se sont offerts, de nouveaux aperçus ont surgi, ainsi qu'il arrive pour toutes les branches du savoir humain.

Comme toutes les autres, cependant, la science qui a pour objet les maladies de l'esprit, a ses limites.

Ces limites ont-elles été dépassées? N'a-t-on pas compris dans le cercle des troubles de l'esprit certains phénomènes ou faits psychologiques qui devaient en être exclus?

C'est ce que je ne nie pas, au moins d'une manière absolue, tout en déclarant qu'à mon sens, cette faute a été rarement commise.

Mais le reproche qui a été adressé, d'une manière générale, aux médecins d'aliénés de voir des fous partout, est-il fondé?

On s'est gravement mépris à cet égard; on n'a pas vu qu'on s'en prenait aux progrès mêmes de la science; que c'était les frapper tous d'une commune et injuste condamnation que de les accueillir par cette ridicule exagération.

A ce compte, il faudrait reculer jusqu'au temps où, pour être déclaré aliéné, il fallait donner des marques de fureur, se livrer à des actes d'extravagance que les chaines et les coups pouvaient seuls réprimer. Il faudrait admirer la profonde sagesse de ces populations à demi barbares, pour lesquelles *l'insensé* est un individu que la divinité a pris sous sa protection particulière, et qu'elle se plaît à combler de toute sorte de faveurs, celle du sens commun exceptée.

On veut bien passer condamnation sur certains points; on ne fait pas difficulté de

La nature, elle, ne connaît pas ces distinctions; ici, non plus qu'ailleurs, *non facit saltus;* les nuances par lesquelles se traduit l'ac-

---

reconnaître que, pendant des siècles, on a regardé comme parfaitement sans d'esprit une foule d'individus, qui, en réalité, n'étaient que des hallucinés, de malheureux monomaniaques que des convictions délirantes, des impulsions irrésistibles ont fait condamner au bûcher ou à la corde, comme sorciers ou comme homicides.

Mais on oublie, sans doute, ou mieux on ignore que ces mêmes fous, ou ces mêmes individus reconnus tels aujourd'hui, naguère encore étaient jugés d'une manière toute différente, que magistrats, médecins, même, les regardaient comme parfaitement raisonnables, les rendaient responsables de leurs actions; on ignore qu'aujourd'hui même encore, de véritables aliénés, de pauvres *fous*, tous aussi dignes de ce nom que ceux dont nous parlions tout à l'heure, paient de leur vie ou de leur liberté, l'ignorance des hommes!

On se récrie à propos de telle ou telle autre catégorie de malades ; pour quel motif? Sans doute parce qu'ils sont les derniers venus dans la science, *quià novissimi?* Car je ne vois pas qu'on ait invoqué de raison plus sérieuse pour combattre les prétendues *imaginations* des médecins spéciaux; on plaisante, on cite des vers de Molière..... C'est un genre d'argumentation comme un autre, mais que l'on me permettra de ne pas regarder comme très sérieux et surtout comme très scientifique.

Les propositions à la démonstration desquelles ce travail est consacré, ne manqueront pas, nous nous en doutons bien, de soulever de nouvelles clameurs; plus que jamais, on se croira le droit d'adresser, à nous en particulier, et aux médecins d'aliénés en général, le reproche de voir des fous partout. On nous demandera sur quoi nous nous fondons pour élargir, ainsi que nous l'avons fait, le cercle pathologique, attribuer à l'état morbide un tel retentissement dans l'état sain, réunir et fondre, pour ainsi dire, l'un dans l'autre, deux états de l'organisme qui s'excluent réciproquement.

Notre réponse est bien simple : nous n'avons qu'une manière de rechercher et de faire connaître ce que nous croyons être la vérité. Nous ne sortons pas de la voie, qui, seule, conduit à la vérité, celle de l'observation. Nous constatons purement et simplement ce fait : l'influence par voie d'hérédité, ou de dispositions idiosyncrasiques, sur le mode d'action de tel organe en particulier, du cerveau, c'est-à-dire de l'organe d'où émane la faculté pensante, d'autres diraient : qui sert à la manifestation de cette faculté. Nous constatons que cet organe, sous la pression de cette double influence, éprouve telle modification fonctionnelle qui atteste, de la manière la plus évidente, cette autre modification intérieure dont il est redevable à la loi d'hérédité ou à la disposition particulière du système d'organes dont il fait partie.

N'est-ce pas là un fait pathologique des plus simples et des plus connus? Qui s'aviserait de le révoquer en doute si nous en faisions l'application à n'importe quel autre appareil d'organes, à l'appareil respiratoire, digestif, etc. ? Qui conteste qu'un individu, en vertu d'une prédisposition héréditaire à la phthisie pulmonaire, par exemple, à l'asthme, aux gastralgies, etc., ou bien d'une disposition idiosyncrasique spé-

tivité mentale vont d'une extrémité à l'autre. De là vient que, influencée, modifiée par les causes que nous avons énumérées ci-dessus, l'intelligence de certains individus participe réellement, dans des proportions variables, de la raison la plus saine et tout à la fois de la déraison la plus complète.

Au reste, les divers pouvoirs intellectuels peuvent n'être pas tous entachés, au même degré, du vice originel ; ce qui permet d'établir plusieurs catégories, suivant que la partie mentale spécialement modifiée est :

1° La sensibilité générale ou spéciale (cette première catégorie comprend les hallucinés de toute espèce) ;

2° L'imagination (les faiseurs de projets, les gens à systèmes, les rêveurs, les utopistes, etc., viennent se ranger dans cette seconde catégorie) ;

3° L'intelligence proprement dite, cette faculté qui perçoit, juge, rai-

---

ciale, ne puisse éprouver dans les fonctions des organes auxquels se rapportent ces diverses maladies, des modifications plus ou moins profondes, réelles, bien que souvent inaperçues ; qu'il n'en éprouve bien avant que le mal héréditaire, sortant de son état latent, ne fasse explosion, en revélant les mêmes caractères qu'il avait chez les auteurs ?

N'y a-t-il pas pour ce même individu, une période de santé, de modification organique et fonctionnelle, qui, à proprement parler, n'est ni santé pure, ni maladie réelle, qui participe des deux états, qui constitue un véritable état mixte ?

Pourquoi n'en serait-il pas de même, quand il s'agit du système nerveux et de ses fonctions ?

Mais, ne manquera-t-on pas d'objecter, que devient alors le principe pensant ? Ce principe n'est-il pas essentiellement *un, indivisible* ? Comment donc pourrait-il être atteint par ces modifications dont vous parlez et dont la matière seule est susceptible ?....

Qu'en savez-vous ? Ne tranchez-vous pas là une question insoluble jusqu'ici, et devant laquelle les plus belles intelligences sont toutes venues échouer ?

Vous m'opposez donc ce qui n'est, tant s'en faut, passé à l'état de vérité démontrée, pour combattre ce qui est le résultat clair, incontestable de l'observation, vous opposez le doute à la certitude.

Pour nier ainsi, *à priori*, les faits que nous avons exposés, il vous faudrait savoir, d'abord, ce que c'est que l'esprit, ce que sont ces facultés, ce principe pensant, dans leur nature essentielle et intrinsèque ; et vous n'en savez pas le premier mot.

Donc, encore une fois, à des faits réels, patens, vous n'opposez que des vues théoriques, des données systématiques que l'on peut ou admettre, ou rejeter, à volonté.

sonne, conclut (nous rangeons dans cette troisième catégorie, les individus qui, dans leur manière de voir, de raisonner, dans les opinions qu'ils se forment sur certaines choses, apportent une ténacité, un entêtement qui se rapprochent singulièrement, si parfois ils ne l'égalent, de la *fixité d'idée* propre aux monomaniaques) ;

4° On peut former une quatrième catégorie des individus chez lesquels non plus une, mais toutes, ou presque toutes les facultés mentales sont à la fois plus ou moins profondément modifiées.

Ainsi se trouveraient expliquées ces natures morales exceptionnelles qui, par leurs extrêmes inégalités, la réunion des qualités et des défauts qui se contredisent le plus, la luxueuse richesse de certaines facultés, jointe à l'indigence et à l'infériorité de certaines autres, enfin par un incroyable alliage de bon et de mauvais, de vérité et d'erreur, ont, dans tous les temps, excité un vif étonnement.

On sait maintenant que ces phénomènes, si étranges qu'ils paraissent, ont leur source dans les lois mêmes de l'organisme ; qu'ils découlent naturellement de conditions pathologiques qui sont communes à l'organe de la pensée et à tous les autres organes, conditions d'hérédité, conditions d'unité d'action pour tous les modes de manifestation de la névrosité.

Nous sommes en état de comprendre le rôle que, dans tous les temps, aux époques principalement où la science, l'érudition, n'était le partage que d'un petit nombre d'individus, ont dû jouer parmi leurs contemporains, les esprits exceptionnels dont nous nous occupons ; l'influence qu'il leur a été donné d'exercer sur des intelligences d'un ordre moins élevé, et même généralement sur tous ceux qui les approchaient.

On a vu se produire, sous le contrôle du génie, les plus étranges conceptions, ce que l'imagination en délire, le jugement le plus faux, soutenus des prétentions les plus outrées de l'orgueil, avaient enfanté de plus extravagant, d'absurdes théories, d'impossibles systèmes, en philophie, en morale, en religion, en économie politique et sociale.

Et, pour le dire en passant, ajoutons que le siècle présent n'a rien à envier, à cet égard, aux siècles passés.

Les élucubrations scientifiques, littéraires, philosophiques, ou autres, dues aux esprits dont nous parlons, rappellent, par un alliage étrange des conceptions les plus élevées, les plus conformes à la nature et à l'ordre éternel des choses, avec des conceptions telles qu'il semble que le cerveau seul d'un aliéné puisse en produire de semblables; rappellent, dis-je, le monstre dont Horace retrace l'image dans ces vers bien connus :

« ..... Coilatis membris, e turpiter atrum
» Desinet in piscem mulier formosa supernè. »

On comprend pourquoi de pareils esprits ont été, dans tous les temps, appréciés d'une manière si différente, si contradictoire ; traités de fous, de génies détraqués, d'imposteurs, par les uns ; admirés, au contraire, disons le mot, *divinisés*, ou à peu près, par les autres, suivant que ceux-ci et ceux-là ont été envisagés par tel ou tel côté, par le côté sain, ou par le côté malade.

Il ne pouvait en être autrement : de quelles données scientifiques se fût-on autorisé pour admettre ce qui, dans la pensée de tous devait passer pour une monstruosité psychologique, le mélange de la folie et de la raison, pour admettre que, dans la même intelligence, pussent germer tout à la fois des pensées réellement, pathologiquement extravagantes et de sublimes conceptions ?

Et, dans le fait, n'est-il pas étrange, aux yeux, du moins, de qui n'a pas sondé les mystères de la psychologie morbide, que, de même que les métaux précieux ne se rencontrent qu'enveloppés d'une substance vile, d'une gangue sans valeur, ainsi l'on voie les pensées, les conceptions qui attestent le plus d'énergie, de verve intellectuelle, se produire dans des cerveaux où ne règnent, d'ailleurs, que confusion et désordre ? Combien d'inventions, de découvertes dans les arts, dans les sciences, dans l'industrie, n'ont pas germé dans ce que le vulgaire nomme énergiquement des cerveaux fêlés, et qui ont passé d'abord inaperçues, ou bien traitées avec le plus profond dédain, autant à cause de l'état mental où se trouvaient leurs auteurs que parce qu'elles devançaient de trop loin les connaissances de leur époque !

C'est principalement parmi les hommes adonnés aux études théologiques et de philosophie morale, aux sciences qui traitent de Dieu et de l'humanité, de leurs rapports, qui ont pour but direct, immédiat, les destinées de l'homme ici-bas, ses droits, ses devoirs, ses espérances, le moyen (qui, hélas ! semble aujourd'hui s'éloigner de nous de plus en plus) d'améliorer le sort de ceux qui souffrent; études qui, d'ailleurs, s'alimentent au foyer d'une profonde sensibilité, d'ardentes émotions ; c'est, disons-nous, principalement parmi les hommes qui concentrent toute l'activité de leur esprit sur ces matières que s'observe le phénomène psychologique dont nous parlons.

En présence de cet étrange phénomène, de cet alliage de plomb et d'or, les meilleurs esprits, n'ont trouvé pour le qualifier que des paroles de doute; ou bien ils s'abstiennent, ou bien ils se renferment dans le sentiment mal défini d'une admiration qui semble ne se manifester que sous bénéfice d'inventaire.

Voici ce que l'on a dit d'un philosophe dont le nom et les doctrines ont eu un immense retentisssement, et qui pour nous est un véritable type parmi les intelligences exceptionnelles dont nous nous occupons :

« Il ne nous appartient pas, il n'appartient à personne, peut-être, de juger à cette heure et d'apprécier sainement ce grand homme (Fourier), génie le plus formidable *et le plus mystérieux; sa pensée échappe souvent dans les arcanes de la forme ;* son rôle, sa mission l'assimilent à beaucoup d'égards aux prophètes; la postérité seule en saura le dernier mot. Son langage est *néologique,* obscur, la trame de son style embarrassée : ses idées, comme celles de tous les génies de ce genre, sont entremêlées de *conceptions étranges* et de FOLIES *prodigieuses* : mais les anti-lions et les anti-tigres ne nous paraissent pas plus singuliers que la bête apocalyptique que nous attendons. D'ailleurs, Fourier contient moins d'extravagances, assurément, que le divin Platon, et l'auteur de la république n'a jamais passé pour un fou. »

C'est ainsi que, dans tous les temps, par ignorance des lois de la pathologie mentale, ébloui que l'on était par les éclairs du génie, on a couvert du voile protecteur d'un doute discret de véritables aberrations mentales, qu'il fallait simplement séparer des conceptions élevées, sublimes même, auxquelles elles se trouvaient mêlées, sans y voir l'expression de pensées mystérieuses, trop au-dessus de la commune intelligence pour pouvoir être comprises.

§

Après avoir étudié en elles-mêmes les intelligences exceptionnelles, et essayé de nous rendre compte des conditions physiologiques et pathologiques qui donnaient à leurs conceptions un cachet à part, il n'est pas sans intérêt d'examiner à quel ordre d'idées elles s'attachent de préférence, quels sujets, dans les diverses branches des connaissances humaines, elles affectionnaient plus particulièrement.

Généralement les sujets déjà explorés ne sont pas de leur fait, non plus que ce qui est pratique pure, observation rigoureuse, d'application et de réalisation immédiate.

C'est aux sujets dans lesquels, pour ainsi dire, le terrain de la réalité se dérobe à chaque instant sous ses pas, aux théories à perte de vue, au fantastique qu'elles s'attachent de prédilection. Elles sont à l'étroit dans le monde des réalités ; elles ne se plaisent qu'au milieu des êtres chimériques, des existences *transmondaines* dont Platon a peuplé ses *cavernes*, Campanella sa *Cité du soleil*, Thomas Morus son *Ile d'Utopie*, Swedenborg ses *Terres australes*, etc., etc.

On conçoit que, lancés dans ces hautes régions des conceptions intellectuelles, au-dessus de l'atmosphère du monde moral, des hommes de génie aient pris bien souvent de pures apparences, des créations de leur imagination échauffée pour des réalités ; que, mettant au service de leurs illusions le raisonnement et la logique la plus sévère, ils aient exalté l'erreur avec une foi ardente que la vérité seule semble pouvoir inspirer. On comprend que ces esprits audacieux, livrés à tous les caprices d'une imagination active et puissante, convaincus, enthousiastes et persévérans, soient précisément ceux auxquels sont dues les découvertes les plus curieuses, les pensées les plus originales, les plus neuves ; qui, dans leurs courses vagabondes à travers les champs de la philosophie de la science et des lettres, rencontrent le plus de ces grandes vérités ou de ces éclatans paradoxes, qui, par les flots de lumière dont elles les illuminent soudainement, ou, par les fausses lueurs qu'ils répandent, changent brusquement le cours des idées générales, sapent et ébranlent jusque dans leurs fondemens séculaires les institutions humaines.

Extrêmes en toutes choses, ces sortes d'esprits ne procèdent que par sauts et par bonds ; leur activité désordonnée ne se révèle que par d'éclatantes lueurs qu'une obscurité profonde suit immédiatement.

Rien n'égale leur conviction ; il n'est au pouvoir d'aucun raisonnement, d'aucune objection, quelque fondée qu'elle soit, de l'ébranler ; il est évident qu'il y a là autre chose qu'une conviction ordinaire, j'allais dire physiologique, quelque chose comme une impossibilité réelle de penser autrement. Cette conviction se réfléchit de mille manières, dans leurs discours, dans leurs écrits qui en reçoivent un cachet tout particulier, où l'expression n'est le plus souvent qu'une hyperbole exagérée, prétentieuse à l'excès, dépourvue de dignité ; où la pensée est raide, fixe, défiante comme celles des monomaniaques, voilée, mystérieuse, prophétique comme celles de certains fous religieux, pleine d'irritation et de colère comme celle des maniaques.

La folie, ou mieux les conditions psychiques très variées auxquelles cette dénomination pourrait être légitimement appliquée, ont été, dans tous les temps, l'objet d'appréciations erronées, de préjugés que nous ne saurions nous flatter d'avoir détruits par les considérations auxquelles nous nous sommes livré dans ce travail.

Dans la crainte, donc, de heurter certaines susceptibilités et de nous voir accusé de malveillance si nous faisions ici certains rapprochemens, nous nous en tiendrons aux généralités qu'on vient de lire.

Autrement, si nous voulions donner un résumé de quelques mémoires dus à de véritables aliénés, d'écrits de toute nature qui se fabriquent journellement dans nos asiles, il nous serait on ne peut plus facile de prouver que sous le rapport du sujet, des raisonnemens, des idées, de la manière de les exprimer, ces écrits sont à assimiler aux élucubrations des esprits exceptionnels que nous avons entrepris de faire connaître (1).

Il n'est pas jusqu'à l'écriture dont les caractères ne présentent les plus singulières analogies : les écrits des aliénés se distinguent généralement par des bigarrures typographiques, sur lesquelles un médecin aliéniste a déjà appelé l'attention. « Dans une même phrase, dit cet auteur, on trouve des mots écrits en grandes et petites majuscules, d'autres en italique. » Le but que se proposait l'auteur, en signalant ce fait, diffère essentiellement du nôtre. Cependant, les conclusions qu'il en tire, ou plutôt qu'il se sent enclin à en tirer, rentrent si bien dans nos idées, qu'il me semble que je suis parfaitement en droit de me les approprier.

Voici ces conclusions :

« Je ne dis pas que cette sorte de bariolage de l'écriture soit une preuve de folie ; mais comme on ne le trouve pas dans les ouvrages

---

(1) Il est des individus qui appliquent sérieusement, par pur amour de la vérité, leur esprit à la solution de questions *essentiellement insolubles,* s'attachant ainsi, à la poursuite d'un but imaginaire.

Règle générale : on peut affirmer, sans crainte d'erreur, que ces individus ont, non seulement l'*esprit faux,* suivant l'expression consacrée, mais réellement, pathologiquement vicié dans certains modes de son activité ; nous voulons dire qu'ils sont radicalement incapables de voir juste sur certains points, de se redresser sous l'action de la raison d'autrui, en un mot, fixément enchaînés, en vertu des lois de leur organisation, à telle ou telle manière de voir, quel que soit, d'ailleurs, l'objet de leurs méditations, quelque talent, quelque puissance de raisonnement et de logique qu'ils apportent à défendre leurs idées, de quelques formes séduisantes ou austères qu'ils la revêtent.

évidemment raisonnables, et qu'on le trouve souvent dans les ouvrages des aliénés, s'il se rencontre par malheur, dans un ouvrage douteux, on sera porté, malgré soi, à condamner le fond, en raison de la forme. » (Leuret, *Fragmens psychologiques.*)

Quel sens doit-on attacher à ce bariolage que l'on observe dans la manière d'écrire de certains aliénés? Il est évident, d'abord, qu'il a pour but de fixer plus particulièrement l'attention sur telles ou telles expressions qui, pour l'auteur, ont une plus ou moins grande portée. C'est encore un moyen d'exprimer plus énergiquement sa pensée, de l'inculquer plus profondément dans l'esprit du lecteur; il faut donc y voir le reflet d'une conviction vive, absolue, ardente, impatiente de se communiquer; en cela, on peut dire que les aliénés *écrivent* comme ils pensent, et comme ils ont habitude de parler, de la voix ou du geste, c'est-à-dire avec tels accens, tels gestes qui se distinguent des accens et des gestes des hommes raisonnables comme leur manière d'écrire de la manière d'écrire de ces hommes.

Maintenant, quelle raison aurait-on de croire que cette manière d'écrire perd totalement sa signification psychologique, lorsqu'on l'observe chez des individus non aliénés; alors, surtout, qu'on rencontre chez ces derniers tant d'autres similitudes, quant au style, quant aux pensées, avec les véritables monomaniaques; même ton absolu, même orgueil, même fixité dans les convictions, même tendance à se croire plutôt martyrs de l'ignorance et de la mauvaise foi, que d'admettre qu'ils puissent se tromper? Comment ne pas reconnaître que, chez les uns et les autres, des manifestations qui ont une si grande analogie ne proviennent pas d'une organisation cérébrale, de conditions psyco-organiques, sinon identiques, du moins qui ne diffèrent pas d'une manière essentielle?

§

Nous terminerons ce travail par quelques réflexions qui seront comme un résumé de ce que nous avons dit.

La science a dû faire bien des efforts pour faire admettre le *délire des sensations,* et surtout les *impulsions irrésistibles* chez l'homme sain, isolément de tout autre désordre intellectuel.

On a été longtemps à comprendre que les plus belles intelligences, que les plus beaux génies des temps anciens et modernes pussent recéler en eux une véritable lésion mentale, une lésion de l'espèce de celles qui se rencontrent chez les aliénés.

Ces vérités, aujourd'hui sont démontrées, elles sont incontestables. On ne saurait se refuser à reconnaître l'influence que ces lésions partielles, quelque circonscrites qu'elles fussent, ont dû exercer sur l'activité intellectuelle, sur la vie morale tout entière des individus ; on ne saurait non plus, sans être sourd aux enseignemens les plus clairs d'une observation rigoureuse et exacte, répartir à tous les individus indistinctement, une somme égale de libre-arbitre, et partant, de responsabilité morale. Le libre-arbitre n'est pas une faculté isolée et indépendante des autres facultés ; il se confond avec les autres forces mentales dont il partage nécessairement toutes les vicissitudes. Il n'est pas exact de dire : *On est libre ou on ne l'est pas.* La vérité est qu'on est *plus ou moins* libre ; c'est-à-dire qu'on est plus ou moins capable de résister à telles ou telles impulsions. L'individu qui s'enivre ne perd qu'insensiblement, graduellement et non tout à coup, son libre-arbitre, son *self-power ;* chaque gorgée de la liqueur enivrante lui en enlève véritablement une partie ; il viendra un moment où pour ceux qui l'observent, il sera évident qu'il l'a perdu, mais le moment où il a fini, enfin, par le perdre complètement, qui le dira ? Pas même lui, quelque soin qu'il prenne de s'observer ; car il passera par degrés, par des nuances qui échapperont à l'observation intime la plus pénétrante, sans s'en apercevoir, de la plénitude de ses facultés à un véritable état de délire.

Ne perdons pas ces faits de vue quand nous voulons apprécier d'autres modes de manifestation du dynamisme mental qui, pas plus que celui dont il vient d'être question, ne peuvent se soustraire à l'action des causes modificatrices, l'imagination, les conceptions pures, l'intelligence proprement dite, la faculté de comparer, de déduire, de conclure, en un mot, de raisonner.

Nous avons fait voir combien d'influences diverses pouvaient agir sur cette partie de la faculté pensante ; nous avons analysé ces influences ; nous avons démontré que l'intelligence qui la subissait, se trouvait pour ainsi dire déclassée et dans des conditions tout à fait exceptionnelles ; qu'on ne pouvait la considérer comme absolument *saine ;* qu'elle était réellement, organiquement lésée dans tels ou tels modes de son activité, ou, tout au moins, puissamment modifiée ; que cette lésion, cette modification avaient leur source dans les mêmes conditions pathogéniques que la folie confirmée.

Ce n'est qu'en tenant compte de ces faits, que l'on pénétrera le mystère de certaines organisations intellectuelles demeurées jusqu'ici incompréhensibles, parce que leur raison d'être était restée inconnue.

FIN.

TYPOGRAPHIE ET LITHOGRAPHIE FÉLIX MALTESTE ET Cᶜ,
Rue des Deux-Portes-St-Sauveur, 22.

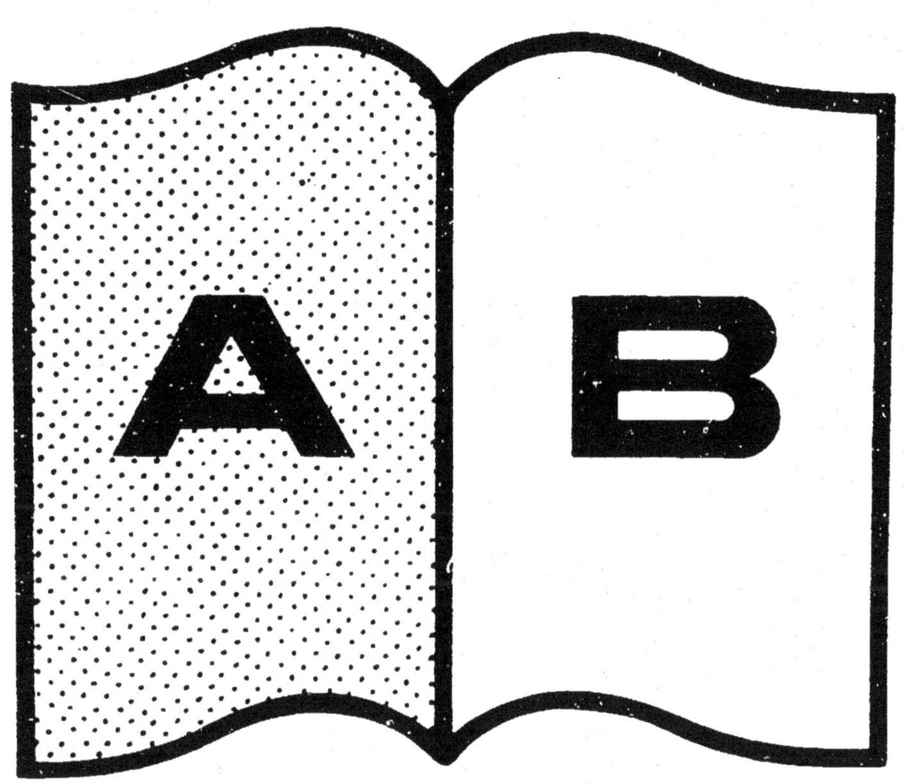

Contraste insuffisant

NF Z 43-120-14

www.ingramcontent.com/pod-product-compliance
Ingram Content Group UK Ltd.
Pitfield, Milton Keynes, MK11 3LW, UK
UKHW020936120726
13693UKWH00003B/1359

9 782013 603454